住院医师规范化培训 辅助学习材料

医者的人文情怀

Physicians' Humanities-from
Clinical Stories

临床小故事

姜林娣　戴晓敏◎主编

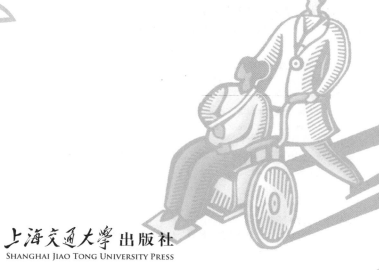

上海交通大学出版社
SHANGHAI JIAO TONG UNIVERSITY PRESS

内容提要

本书以住院医师自己亲身讲述在临床轮转过程中所接触的真实故事为基础,结合住院医师自己对故事中引发的法律、伦理等问题进行的思考,并且由带教老师分析和点评医学人文相关问题的内涵。旨在对医学生和住院医生进行医学人文的陶冶与启示,同时也引导临床带教老师注重医学人文的思考与培养。

此外,本书首次以讲故事的形式展开临床案例,不同于其他临床医学案例的客观呈现,具有住院医师的心理活动、情感波动、情节转化等,更加生动活泼,具有较强的可读性。由故事引发的医学人文思考,更是进一步引人共情、反思、升华,更具有实践性、推广性和可行性。

图书在版编目(CIP)数据

医者的人文情怀:临床小故事/姜林娣,戴晓敏主编.—上海:上海交通大学出版社,2021.11(2024.8 重印)
ISBN 978 - 7 - 313 - 25377 - 4

Ⅰ.①医… Ⅱ.①姜…②戴… Ⅲ.①临床医学一病案 Ⅳ.①R4

中国版本图书馆 CIP 数据核字(2021)第 180414 号

医者的人文情怀　临床小故事
YIZHE DE RENWEN QINGHUAI　LINCHUANG XIAO GUSHI

主　　编:姜林娣　戴晓敏
出版发行:上海交通大学出版社　　　　地　　址:上海市番禺路 951 号
邮政编码:200030　　　　　　　　　　电　　话:021 - 64071208
印　　制:常熟市文化印刷有限公司　　经　　销:全国新华书店
开　　本:880mm×1230mm　1/32　　印　　张:5.75
字　　数:135 千字
版　　次:2021 年 11 月第 1 版　　　　印　　次:2024 年 8 月第 3 次印刷
书　　号:ISBN 978 - 7 - 313 - 25377 - 4　音像书号:ISBN 978 - 7 - 88941 - 479 - 1
定　　价:68.00 元

编 委 会

叙 述 者

（按内科基地住院医师培养年份和姓氏笔画排序）

王　凯（2016级）　　　　李　晶（2017级）

李皓璇（2017级）　　　　陈佳慧（2017级）

张国山（2017级）　　　　张　峻（2017级）

王凯旋（2018级）　　　　王　琦（2018级）

张新宇（2018级）　　　　周　游（2018级）

钱易婍（2018级）　　　　谌麒羽（2018级）

王晓燕（2019级）　　　　周　继（2019级）

唐　璐（2019级）　　　　毛若琳（2020级）

张　阳（2020级）　　　　陈　琦（2020级）

洪楠超（2020级）

序 | *Foreword*

医学起源于对人的照顾。远古时期人们遇到病伤只能求神问卜，但其意也是护佑患者；农耕时代不仅有了一定的医疗技术，也进一步明确了患者是医疗行为中的主体。中国的医生讲仁爱，爱护生病之人；西方医生明确声称：医者的行为应该一切为了患者的利益。到了工业化社会，医疗技术借助于现代科技的进步有了突飞猛进的发展，医疗技术的发展提高了医疗的效果，得益的当然也是患者。只是从医疗行为上来说，医生的注意力开始专注于医疗科技的发展，而渐渐疏忽了对患者的照顾。

20 世纪中期以后，随着生物医学的快速发展，这一现象有越演越烈之势。1977 年，美国罗彻斯特大学恩格尔（G. L. Engel）提出：应该用生物-心理-社会医学模式取代生物医学模式。因为医学关注的应该是患者，患者除了生物学的疾病以外，他的心理活动和社会背景也会影响他的健康，影响疾病治疗的效果。恩格尔的理论虽然极为正确，可惜 20 世纪的后期正是生物医学大发展的时代，生物医学占尽了话语权，医学教育和临床医疗基本上还是生物医学的模式。

21 世纪的医学,面临着大量的慢性病和退行性疾病。事实上,这些疾病难于彻底治愈,于是人们又想起了 19 世纪末期特鲁多(E. L. Trudeau)医生的墓志铭:有时去治愈,常常去帮助,总是去安慰。医生的责任更多的是帮助和安慰他的患者。美国哥伦比亚大学丽达·卡蓉(Rita Claron)提出了叙事医学(narrative medicine)的概念。她认为帮助和安慰的基础是"共情"。医生只有在感情上同情患者,才会真正帮助和安慰患者。而共情的基础是理解患者的疾苦。对医科的学生来说,学会倾听患者的诉说、学会记录和描述患者关于生病的过程及其身心的感受,即生病这件"事"的过程,是十分重要的功课,即叙事医学。叙事医学的方法不仅仅适用于医学生的教育,对于任何一位从事临床工作的医生而言都是重要的,因为它体现了医学的人文关怀。

复旦大学上海医学院一贯重视医学的人文教育。最近我欣喜地注意到复旦大学附属中山医院在住院医师规范化培训中,也充分地关注到关于医学人文教育的培训。医学人文教育的培训渗透于规范化培训的各个科目之中,负责内科住院医师规范化培训的姜林娣教授给我看一册名为《医者的人文情怀:临床小故事》的书稿,其中竟是 20 个故事。作者皆是在中山医院内科基地接受规范化培训的住院医生,他们把在培训过程中所接触到的人和事记录下来,书写了他们自己的感受和愿望。每一个故事后面都附有带教老师所作的"临床伦理分析"和"医学人文点评"。

全书共分 4 篇,分别名为《生命之思》《危与机》《信任与合作》以及《职业之光》,每篇包括 5 个故事,几乎皆用了第一人称的写法，把"我"放在了故事之中，文中无不充满了对于患者的仁爱之心。古人曰："夫医者，非仁爱之士不可托也。"我相信，能写出这样文章的医生，在临床上必是患者可托之人，也反映我们的培训是成功的。

我读此文稿，深感作为大学，特别是如复旦大学这样文理底蕴深厚的大学，它的附属医院培养的医生本该是充满人文情怀的临床专家。姜教授给阅的书稿，管中窥豹，让我相信中山医院的同仁们正在努力这样做，并且已经显现成效。我还注意到姜教授及各位书写"临床伦理分析"和"医学人文点评"的带教老师，都是中山医院年轻和相对年轻的后起之秀，能关注与致力于此，并做出了成绩，使我确信我们的医院、学院、大学乃至中国的临床医学事业如此坚持下去，必将会造就一个具有中国特色的、充满人文情怀的、科技高度发达的医疗体系。

姜教授拟将此书稿出版，以便与同道交流学习，我以为甚佳，又邀我写序，我本少医学人文之学习，然深感此事之重要，故不揣冒昧，缀数语于卷首，以表述阅读之心得，并推荐于同道读者，愿与大家共同为推进医学人文教育事业而努力。

复旦大学上海医学院内科学教授
复旦大学附属中山医院

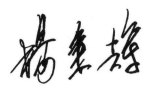

2021 年 2 月

前　言 | *Preface*

　　3 年前，我开始尝试鼓励住院医生收集临床故事、写故事和讲故事，举办了三期的"临床故事会"。由临床住院医生组织，老师们参与其中的讨论和引导，以期通过讲故事的形式培育住院医生有一双有情怀的眼睛，去感受病患的身心疾苦，收获亲情、友情、病患之情，体验成功的喜悦，在法与情的博弈中成长，践行从医初心并坚信团队的力量。

　　萌发这样的想法是因为在长期的医学教育中，普遍存在十分重视医学生和住院医生"三基"的培养，而对住院医生的人文关爱、与患者的沟通能力常缺乏系统性、实践性的指导，现有的考核体系也缺乏医学人文的考量。在这样的教学模式下，实习生和住院医生每日忙于接诊患者和各种考核，导致部分医学生和住院医生缺乏医患沟通的时间和技巧，有时缺乏对患者及其家属的尊重，对患者及家属态度冷漠，与患者及其家属沟通时感到紧张，甚至表现为机械与教条，也缺乏对生命的敬畏。因此，医学素养（共情、职业精神、信任等）的培育在医学教育中就显得尤为重要。

医学素养培养往往需要时间的积累，需要在实践中长期磨练、感受与感悟，修养的提升也常需要环境的造就。通常，医学教育会采用理论授课、讲座、医学文学、视频等形式来宣传优秀医生的事迹，而这些形式常缺乏交流、亲近感、认同感和实践性，对于医学生和住院医生来说，尤其如此。因此，从临床病例出发，让住院医生讲身边的故事，并将故事记录下来，其中有些故事发表在复旦大学附属中山医院的公众号上。这些小故事在住院医生之间、住院医生和老师之间、老师和老师之间进行交流，并且促进了主动思考和共鸣。

在 2020 年突如其来的新型冠状病毒肺炎疫情中，我们医务工作者不顾个人安危，履行白衣天使的神圣职责，勇敢地投入抗疫一线。他们可歌可泣的故事感染了每一位住院医生。因此，也就有了今天的"生命"和"落日余晖"等感人的故事。"落日余晖"故事的撰写者是刘凯老师，我们请了同在武汉抗疫一线工作的叶伶、刘子龙、吴平老师参与故事的人文点评，以抒发医者的担当和追求。

我们也建立了"临床故事会"工作坊，选择一些小故事，设立了"乌云背后的幸福线""话疗""一场意外的相遇""坚持的力量"等4 个主题，分别确定了每个主题的核心内容，分别为：从危急重患者的诊治中感受亲情/爱情的传递，带来生命的转机/鲜活的生命，传递爱有多美妙；倾听，做一个有温度的医生；情与理的平衡；如何增强自己的自信。基于 4 个主题，我们又具体分列了每一个主题讨论的话题。例如，在第 1 个主题中提出了如下 3 个问题：①两个病例给我们的启发有哪些？②偶尔去治愈，常常去帮助，总是去安慰，你们觉得临床专业技能与人文关怀孰轻孰重？③这些故事对我们的从医之路或临床学习有什么影响和作用？在第2个主题中,提出的讨论话题为:①"话疗"是临床工作中非常有益的方法,但也意味着要付出很多倾听的时间。平时的工作那么忙,患者那么多,可能没有那么多时间与所有患者慢慢聊,这时如何选择和平衡?②"话疗"时的倾听是非常重要的,但患者天马行空侃侃而谈时,应如何引导,才能不错过重要信息,又能在最短的时间内达到最好的效果?③我国大部分患者就诊时可能会有很多家属陪伴,家属的诉求和理解也很重要。"话疗"时如何选择话疗的对象和方式,是应该单聊还是群聊呢?在第3个主题中讨论的话题为:①常说"医不自医",给亲属或熟人看病,可能会有什么隐患?②为什么会产生这些隐患?③如何平衡医师和家属这两个角色的互换?或者说如何既理性,又要感性?在第4个主题中讨论的话题为:①治疗前,信任危机产生的可能原因及处理关键;②治疗中,信任危机产生的可能原因及处理重点;③增进医患互信的最关键点有哪些。在讨论中,我们鼓励不同专业和年资的同道共同参与,从伦理和人文的角度去讨论,通过多元化的碰撞,有解惑,有反思,有提升,有传承。或许对每一话题,在住院医生中可能会有不同的答案,我们不寻求归一的价值观,而是让住院医师反思对人性的理解,追寻生命的意义,实现职业价值;通过点滴的故事能够滋润和积累,提升人文素养的内涵和视野,并让人文的情怀内化为实习医生和住院医师优良的素质,化为自觉的行为。我们的临床故事会在上海和全国师资培训会上展示后,得到了老师们、住院医生和全国同道们的一致好评。

　　住院医生讲述的每一个故事都很普通,很常见,但是每一个临床故事都有内涵,又经常被我们忽视。住院医生的小故事触动到每一位医者的心灵深处,在匆忙的工作和学习中,有那么一刻的时间去思考医学的情与理,感悟人间的爱与不舍、医学的复杂与困惑,也会促进医学人文的思考和医师的成长。

于是,我将这样的临床故事称为床旁医学人文。我们邀请老师们对每一篇故事进行临床伦理分析和医学人文点评,以延伸、发散和淬炼。

最后,感谢杨秉辉教授和刘学礼教授对此书编写的指导!

主编 姜林娣

2021 年 6 月

目 录 | Contents

第一篇　生命之思

第二篇 危与机

第一篇 生命之思

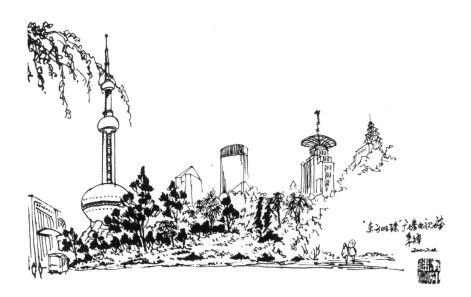

生命从幼小到长成，从健康到衰老，生生死死，是为自然法则，周而复始，永不停息。"人命至重，有贵千金"，面对生命，我们敬畏而心存祈福，不舍而负重前行。

每个人，包括我们医者，在经历躯体病痛或心灵煎熬时，渴望温暖、力量和治愈。生命的精彩和内涵使我们珍惜亲情，尊重彼此，向善向上。

医生的职业生涯充斥病患、痛苦、无奈和期许，作为健康的守护者，以人为本，敬畏生命，善待患者，生命至上，自觉维护着医学的真诚、高尚与荣耀。

（姜林娣）

一、生命

　　今天我要和大家分享一个关于"生命"的故事。可能看了题目，你们会觉得有些大、有些空，毕竟大家作为医生，职责便是拯救生命，也已经习惯于见证生命的挣扎和逝去。但我要讲的这个故事，即便过去了将近1年，却依然震撼着我。

　　它发生在我进入中山医院内科基地学习之前。当时的我还是临床医学八年制研究生，在中山医院经过1年内科轮转后，我回到了自己的科室——呼吸内科。尽管年资很低，主治老师还是让我在组里其他规培医生和进修医生的帮助下，学习管理呼吸重症监护室的一张床位——12床。

　　2020年1月2日星期四，是新年的第1个工作日，也是我轮转的倒数第2个工作日，待周五工作结束，我就可以脱产专注于完成毕业课题了。

　　交完班照例先自行去看患者，这是主治老师的要求，也是我在中山医院内科基地养成的习惯。走到12床前，我发现这位自

2019年12月26日入院便持续镇静的老爷爷睁着眼睛,半卧位躺在床上。他看见我后微微抬了抬手,虽然虚弱但显然已经有了意识。我不禁为他高兴。但一想到他复杂的病情,这份高兴马上便烟消云散了。

1周前,我收治了这位从急诊转来的80岁老年人。刚转来时他气管插管,处于镇静状态。向家属询问完病史,我在电脑上打出了一连串的诊断:2型呼吸衰竭、胸腔占位性病变、肺部感染、肺不张、胸腔积液、肝肾功能不全、高血压、糖尿病、颈动脉斑块、脑梗死……让我印象最深刻的是外院CT报告上"左侧胸腔巨大占位"的字眼。毫无疑问,他入院时的状态很糟糕。

2019年12月31日,已经在中山内科轮转1年的我第1次填写院内大会诊申请单,呼吸内科、胸外科、麻醉科、重症医学科及医疗安全科的老师们,将于2020年1月3日共同讨论他的诊疗方案。但在2020年1月2日上午,他醒了。

我扶着他的肩膀对他笑笑,告诉不能说话的他,我是他的床位医生,他现在在中山医院,他的孩子们下午3时可以来探望他,并告诉他要好好配合我们的治疗,一切都会好起来的。他也在努力回应我,虚弱地冲我点点头。但他真的会好吗?我不知道。在我看来,他的生命就像一条悬丝,一阵风刮过就有可能断掉。

回到办公室没多久,桌上的电话响起,同组的小伙伴接起来又递给我:"12床!"我心中咯噔一下,第一时间想到的是,他是否又失去了意识?血氧饱和度下降了?抑或是体温又升高了?

我略带忐忑地接过电话:"请讲。"

护士小姐姐的语气里带着不可思议,说道:"12床的党徽丢了,希望医生能帮他找一下!"

我听清了,但又止不住地问了一句:"什么?"

"12床的党徽丢了,希望医生能帮他找一下!"

我匆忙冲进了监护室，护工阿姨把小桌板上的纸递给我，上面歪歪扭扭地写着不成句的文字，"党徽""党徽被弄丢了""小褂子"；还有震撼我心灵的七个字，"这是我政治生命"！

2020年1月，我成为共产党员已有4年多，听过不少演讲和报告，也接触过许多优秀的党员前辈，可从来没有哪位前辈、哪位同志如此近距离且郑重地向我提及他的"政治生命"！

我从初入临床的医学生，每天看着师长们治病救人，逐渐成长为一名年轻的医生，跟随着师长参与并试图从病魔手里抢回患者的健康和生命。在日复一日的工作和学习中，"生命"对我来说是太过熟悉的词汇，我的职责就是守护它。而今天，一位命悬一线的老人，向我郑重地提及他还有另外一条生命——政治生命！

我抬头看看老爷爷，他眼中的焦急清晰可见。他颤颤巍巍地抬起手，指了指我手中的纸，又指了指自己的胸口。然而就是这个简单的动作，已然耗尽了他的全部力气。我忽然想起自己有一枚金属党徽。也就是在那一刹那，我突然对那枚已经在宿舍抽屉里躺了好几个月的党徽有了不舍。我联系了中山医院党委学生工作处的刘嫣老师，如愿为老爷爷领到了一枚新的党徽。当我第一时间把这枚党徽捧给他看时，他眼角的泪花和心电监护仪上的数字告诉了我他的激动。

我的主治老师——叶伶老师，2019年12月刚刚成为一名预备党员，知道这个故事后沉默了许久，然后说了一句："老党员，是不一样的。"当时我也是这么觉得，年轻的党员，如叶老师和我，与那些经历过战争年代、动荡岁月的老党员，终归是不一样的。

结束临床轮转后，2020年1月17日，我踏上了回家的列车，却意外地迎来了一个艰难、冷清的春节。接下来是大家都知道的故事：1月23日，武汉封城，我院重症医学科主任钟鸣老师奔赴武汉；1月24日，呼吸内科重症监护室主任蒋进军老师、重症医学科护士长徐璟老师奔赴武汉；2月7日，中山医院136人的医疗队出征武汉……

但也有大家不知道的，2月2日，我的导师——呼吸内科朱蕾教授，作为上海派驻市公共卫生临床中心高级专家组成员，临危受命、走得匆忙没顾着带上降压药，连续工作1个月收缩压常常在200 mmHg以上，被"劝退"3天后又再"复出"。而我的师姐、师兄——呼吸内科重症监护室主治医生胡莉娟、叶伶老师和呼吸内科数位医生，自1月底便驻守在公共卫生临床中心持续抗疫；叶老师更是在2月7日随医疗队其他135位勇士一同驰援武汉。

医疗队里有太多我的师长啊！呼吸内科本就是抗击新冠肺炎的主力军，我眼看着从临床见习、实习到轮转期间带教过我的许多位医生和护士老师们，一个个前赴后继地奔赴"战场"，真真切切地感受到了从未有过的热血和震撼，每天都见的老师们都成了英雄。

我突然想起那枚党徽，"他们"和"他"一样了，成为我心目中不一样的战士，不一样的党员！面对未知的疾病，他们舍弃自身的安全，在异乡战场上挽救同胞的生命。千幸万幸，他们都平平安安地回来了，武汉也有了新的生命。也有很多位老师，在武汉火线入党，让自己的生命更加丰富，更加鲜活。

现在的我，有幸继续留在中山医院内科基地，做一名真正的医生。很巧合的是，这个月我恰巧也在呼吸内科轮转，带组主治张勇老师和病区护士长秦琦老师都是从武汉归来的英雄。但提起这段经历，他们并没有旁人想象中的骄傲，仿佛只是去武汉开了次会，会了个诊，他们毫不夸口自己的功劳，仿佛那场千里奔袭的战疫只是平淡生命里一件最平凡不过的事。但我们每个人都知道，他们是真正的英雄。那枚党徽和那场战疫，也教会了我如何做医生，如何做党员，如何对待生命。我知道，我们每一个人也都可以成为英雄。

（毛若琳）

临床伦理分析

守护"生命"

　　故事中的老党员,历经红色年代的战争磨砺与革命考验,其生命已绝非呼吸机下、监护仪上的生命体征,而是被注入了坚定政治信仰的巨大精神力量。这无疑为每天与生命打交道的医护们,重新上了一课。在感动与震撼之余,不禁反思与审视:作为当代的医务工作者,作为生命的守护者们,我们又该保持怎样的生命观呢?

　　生命观,是指人们对生命所持的价值观念,代表着人们对生命的看法。其历史变迁,包括了生命神圣论、生命质量论和生命价值论。在实验与现代医学之前,生命被赋予超自然、神圣的属性。随着人类数量的增加、医学技术的发展,包括人类遗传物质 DNA 等的发现与研究,对疾病病因、病理生理的探索与分析,对疾病诊断与治疗的总结与推进等,生命被逐渐客观、唯物地看待,生命的质量以体能和智能的高低优劣进行衡量评判。当人们更多地思考生命的权利、义务、质量与价值之时,生命不仅仅只停留在生物学层面(即生物学生命),更具有社会、道德层面(即人格生命)。生命价值,当以人的内在价值和外在价值统一来衡量生命的意义所在。这样的生命观,对于医护群体、患方群体均是具有积极的影响。例如,对于肿瘤终末期患者进行"安宁疗护"甚至"终止治疗"等,它提供了价值判断的依据,是不同生命观的博弈、取舍、诠释和社会文明的进步。

　　当医务人员的眼光还停留在关心自己所管患者的生命长度与

生命价值时，一场史无前例如山洪海啸般的疫情席卷了整个地球。一时间，恐慌、病痛、死亡吞噬着我们平日里悉心呵护的一个个患者，剥夺着他们的健康与生命。截至 2021 年 8 月，全球确诊感染病例数已超过 2 亿、死亡病例数超 440 万。

这是一场新时代下没有硝烟的"战争"，也正是这场战争淬炼了医护人员的生命信仰，就好像老爷爷那样，实现了从"救治个人"到"拯救民族、保卫世界"的生命观的一次升华。我们的医护人员确实担得起"英雄"二字！根据我国 2003 年颁布的《突发公共卫生事件应急处理条例》及《突发公共卫生事件应急预案》中所写的公共卫生从业人员和医务人员所需遵守的法律法规要求，他们不仅做到了"快速反应、听从安排、挺身而出、严格执行、恪守职责、团结协作、及时沟通、群策群力"，更是实践了突发公共卫生事件对于医护的伦理要求，即"发扬敬畏生命的人道主义精神，树立崇高的职业责任感并秉持科学的态度，勇于克服困难并具有献身精神"。

大难之时，再无小我！白衣战士们迎难向前、众志成城，守护的不仅是国家和人民的安宁与健康，更是对"生命无价，生命至上"医学信仰的坚守。

（戴晓敏）

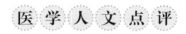

医　学　人　文　点　评

成长是生命的永恒主题

毛若琳讲述的有关"生命"的故事，正好是我在呼吸内科监护室做带组主治时发生的。我为患者在气管插管状态下，神志清醒后首先想到的是党徽而震撼！同时，我也为毛若琳医生替老先生申领了一枚新党徽而感动。我想，前者体现的是信仰，后者体现的是关爱。

作为一名临床医生，常常会面对"生与死"的压力。如果没有强大的内心，当你面对一位危重症患者时你可能举步维艰，不知道该怎么制订下一步临床治疗方案。如果没有强大的内心，当你面对一条鲜活的年轻生命在你面前去世时，你可能会陷入自责，甚至怀疑自己的理想。在我做总值班时，有次去抢救一位年轻的母亲。当患者离世时，站在一旁还在读幼儿园的女儿说了一句："妈妈睡着了。"当时在场好几位医务工作者都流下了眼泪。此外，作为医生的我们，除了要有过硬的临床能力，具备面对危重症时强大的心理素质，还需要做好临床教学与科学研究。凡此种种，如果没有强大的内心，医学之路将走得异常艰辛。

但如果你树立坚定的信仰，明确你的人生目标，那么就能将压力转换为动力，支撑着你走下去。我曾去西藏自治区昌都市察雅县援助过。我亲眼看到过好些藏民三步一跪从昌都前往拉萨。那种对藏传佛教的信仰让他们克服各种困难险阻。但更加触动我的是，在中国共产党的带领下西藏所发生的翻天覆地的改变。于是我在高原毅然写下了入党申请书。我在复旦大学党校学习时，老师对我们这些来自医院的入党积极分子提出了几点要求，希望我们做到"坚定信念，勤奋学习；救死扶伤，恪尽职守；专业过硬，全面发展；廉洁行医，医德高尚"。我想这也是对我们每一位医务工作者的要求与期望。

医学面对病魔会有很多的无奈，就像面对这次疫情，我们没有特效药去治疗新冠肺炎。但是作为医生，越是面对病情复杂、危重的患者时，越是处于医疗救治措施有限的状况时，我们越是应该对患者多一份关爱。

此次我们医疗队前往武汉抗击新冠疫情,就非常关注患者的心理疏导和人文关怀。在我们病区中,既有患者彼此间是亲属,也有患者的家人因新冠肺炎而离世;还有患者的小孩被居家观察,而夫妻双方均因患病而被隔离。对于隔离病房的患者而言,他们深感孤独及无助,特别是那些危重型和老年患者。因此,隔离病房中的患者无论在生理还是在心理上均承受着巨大的压力。为此,我查房的一项重要工作就是与患者沟通交流,了解他们的想法,树立他们战胜病魔的信心。此外,我们病区通过微信建立医患沟通群,及时解答患者的疑问,鼓励患者积极向上,从而给患者以满满的正能量;利用病房配备的手机,协助危重型患者、老年患者与其家属进行视频通话,让患者虽身处隔离病房但也能感受到家的温暖;将医疗队的食品、生活用品等物资分享给患者,让患者有份惊喜感。总之,我们让隔离病房的患者感受到了关爱,树立了他们战胜病魔的信心!

我想,作为医务工作者如果能坚守医学生誓言——志愿献身医学,那当面对再大的困难与挑战时也一定能够克服;而对患者多一些帮助与安慰,那医患之间也会多一点和谐。

(叶　伶)

毛医生的分享是一段带有极强体验感和画面感的经历,我想把它归结成生命3个不同纬度或是阶段的成长:

首先是自己在过去与现在,就像歌里唱的"人总要学会自己长大"。实际上人哪有一夜忽然长大的。牛顿定律里提到的力的作用是相对的,人的成长也一定是因为外部环境的驱使,逼迫着自己先做出选择,再付诸行动。毛医生在轮转中的那些"情愿"与"不情愿"实际上就是一次被成长,从自己的情绪管理着手,依托自己的专业技术,由浅入深地思考与研究,慢慢地将消极的态度一点点转化成了主观上的自信并体现在结果上。每个人都是第一次活着，从出生开始人就是用哭声来抵触一切未知的到来，一直到我们对这个世界报以微笑，才能算是经历过了生命长河中的一段完整道路。

其次是遵循着前辈的脚步，通过对比差距，慢慢地成长为了将来的他/她。很荣幸，我和叶伶老师因为一同驰援武汉的经历，让我能够真切地认识毛医生口中那个身形微胖却挥斥方遒的叶老师。在我看来，这个角度的成长首先还是在自己过硬的专业技术的前提下，不同之处在于对待事态发展的心态是主动地出击还是被动地接受。或者换一种说法，当从一个不断吸收的状态，有一天忽然变成了可以在某些方面给予分享。到了那个时刻，生命自然而然地完成了一次升华。

最后是一次由物质过渡到思想的成长。毛医生是一名共产党员，而在她的分享中不止一次地提到了党徽这件具象的实物，每一次的出现又会带出一段场景或是一些人物，从为患者党徽的丢失而奔波开始，到感受到前线党员的担当，到开始意识到如何成为优秀医生的觉醒，这些"人"和"物"的延伸最终让她坚定了自己的职业目标和最终信仰，让她的生命有了全新的、坚定的前进方向。

"完整"作为基础，"升华"代表过程，"信仰"指明永恒的目标。或许毛医生自己也没有发觉，自己在故事的分享中不经意地流露出了收获的轨迹，意识上的形态转变又确切地显示了自己在看待生命的哪一个阶段。而所有递进的阶段，就是生命映射到时间上的成长，让处在每一个阶段的人都有了只属于自己独一无二需要面对的课题。

（吴　平）

二、乌云背后的幸福线

今天，我跟大家分享的是一个女孩的故事。

女孩是家中的独生女，父母常年在外地做生意，鲜少相聚，平时由外婆照顾。女孩成绩优异，在病房里妈妈骄傲地说起她的女儿："生病前是班级第二！"

这样的女孩应该很聪明吧，学校的功课难不倒她。可是，聪明的她，却有外人看不到的痛苦。

在青春期的女孩子眼里，没有什么鸡毛蒜皮，每件事都比天大。自己过不去的坎，她找不到人诉说；父母不在身边，对着电话里熟悉却又陌生的声音，她一般只回答一个"嗯"；年老的外婆能够顾及她吃穿不至于窘迫就已经不错，哪里会注意到她乖巧外表下内心的波澜；唯一的好朋友，因为种种原因，渐行渐远，直至决裂。

17岁的她，决定离开这个世界。

事前准备是充分的。之前也已经有过几次尝试，手腕上的伤疤就是证明。平时看到药片，她会悄悄地想一下：如果吃下去，又怎样呢？生活日复一日，那天，她不愿再等了，10 粒，20 粒，干脆 50 粒吧，管它呢……或许他们发现的时候，会有点后悔吧……

她没有像电视剧里那样"昏迷、吐血"，也没有"捂着胸口，嘴角带着一丝微笑离开"。服药后，她谁都没说，像平常一样上学，直到在课上因为突然剧烈的腹痛，而被救护车送到医院。

我在消化科第一眼见到女孩的时候，她正因为肚子痛而蜷缩在病床上，她的父母匆匆放下手中的工作，守在床旁寸步不离。医院的治疗很快缓解了症状，却查出了更多的问题。除了腹痛，女孩还有窦性心动过速，白蛋白很低，白细胞计数居高不下，胃内液体潴留，胃壁长满了溃疡，还有蛋白尿……多个器官状况堪忧，不容乐观。这哪里像个花季少女的化验单啊！

患者的病情太奇怪了，很难用某个单一的疾病来解释全部。又因为她是如此的年轻，和病房里其他六七十岁的病友相比还是个小朋友，诊断的困境让组里每一位医生都很揪心。

我们常规询问有无特殊用药史，没有得到回应与提示。直到有一天，主治医生把女孩的父母都支开，单独进行仔细询问时，她犹豫再三才怯怯地说："我好像有一次吃多了药……"详问之下，她终于道出了实情。

生病后，女孩感受到了父母全部的关爱。我相信她一定是后悔了，不然不至于把憋在心里这么久的秘密说出来。平日里她的父母和医生沟通时，谦逊而温和，绝非不通情达理的人；经过这段时间的辗转求医，已能明显看出他们脸上的疲惫。如果得知孩子的病竟有可能是自我伤害的结果，旁人尚且震惊，我不敢想象她的亲生父母该是怎样的心情啊！事情是无法隐瞒的，我们又一次把家长请到了办公室。和前几次沟通孩子越来越复杂的病情不同，经验丰富的主治医生一时竟也有些难以开口。当得知女儿做出这样过激行为之后，我能从女孩母亲发红的眼眶、微微抖动的身体，感觉到一位母亲内心的悲痛与心碎。他们对孩子没有一句责骂，更没有惊诧、质疑而再去激化她的情绪。说实话，我惊讶于女孩父母在处理这样让人抓狂甚至歇斯底里的事情时，所表现出的温柔和稳重。

女孩的诊断明确了，但是后续的治疗漫长且充满着不确定性。看着她年轻却暗淡的面庞，我不忍想象她今后的日子，千疮百孔的她还会过上正常人的生活吗？她还有可能幸福吗？成年人的世界没有"容易"二字，以后人生中的困难，她也要选择逃避吗？伤害自己又是对谁的报复呢？我不能流露丝毫情绪，在医疗之外，我们也只能是旁观者。

看着这个女孩，我的心里充满了同情。初见时，我只见到她身体的疾病之痛，却不知这疼痛只是她所承受的一小部分。这个女孩，此前是经受了什么样的孤独和绝望啊，她的家庭又要怎么面对这个还未长大就已病倒的孩子……再看看病房里其他形容枯槁的患者、满脸疲惫的家属，还有偶尔见到的地下室租房广告，我的眼中原先只是看到他们的"病"，只认识他们的"化验单"，却不知每个人的背后都有一个家庭正在遭受生活的折磨，望不到尽头。

再次见到女孩，是1个月后的复诊。在走廊上相遇，我竟差点没有认出她来。经过治疗与休养，她明显精神多了，不仅脸蛋圆了起来，还见到了她难得的笑容。她开心地同我打着招呼，左手挽着她的爸爸，右手拉着她的妈妈，一家三口，温馨明媚。

我豁然开朗，之前所有的担心都是多余的。的确，疾病之苦往往只是患者痛苦的一小部分，但我忽略了，痛苦也只占据了我们生活的一小部分。即使女孩经历了这样黑暗的时刻，依然有父母的爱为她照亮世界。前方确实有乌云，却还有更多的美好等待她去发现。生活本就是一大堆好事和一大堆坏事组成的，我们医生常在病房，所见均是疾苦，所感俱是人性，容易忘了生活的美好。诚然，好事并不能抹平坏事带来的伤害，但是反过来，从女孩重新绽放的笑容里，我明白那些不美好的痛苦，也绝不可能掩盖生活真正的光辉！

你我医者，不忘美好，才可以做患者疾病苦海之中的一盏明灯！

（李皓璇）

临 床 伦 理 分 析

呵护"祖国花朵"的健康成长

青少年时期是一个人由孩童向成年过渡的时期，心理的成熟速度跟不上身体的快速成熟，使得青少年很容易被心理问题困扰。青春期的激昂飞扬对青少年也是机遇和风险并存的时期，特别是情绪波动没有及时被关注发现或处理不当，很有可能在冲动的魔鬼迷惑下出现自伤自杀行为。世界卫生组织发布的《预防自杀：一项全球要务》中，指出全世界每 40 秒就有一人死于自杀，自杀是全球 15～29 岁年轻人死亡的第二大原因。

自杀是一个非常复杂的现象，自杀也影响着最敏感脆弱的青少年们。几个世纪以来，许多哲学家、神学家、医生、社会学家及艺术家都对自杀现象甚感兴趣。尽管有关自杀及其预防的研究和知识日益增多，但对于人们为什么会自杀这个问题，目前没有单一的解释。然而，许多自杀是在冲动下发生的；在冲动之下，当时有容易获得的自杀工具，比如农药或者枪支，就可能导致不同的结局（生或死）。

青少年是心理特殊敏感时期。他们对人际关系特别敏感，期望被关注、认可。他们的情绪心理需求被忽视时，被隔离感就会产生,而这些感觉常常与抑郁、孤独感和绝望感联结在一起。偶尔产生自杀念头是正常的,这些想法是儿童、青少年正常发展阶段的一部分,他们试图解开生命、死亡之谜。有调查表明,超过半数的高中生曾产生过自杀的想法,但未必会付诸行动,但当他们在情绪出现问题、有反复自我伤害行为时,或把自杀作为唯一解决问题的方式时,那就非常危险了。

由于与自杀有关的忌讳和耻辱感仍持续存在,使人们难以启齿地去寻求帮助或不得不独自一人面对。预防青少年自杀行为的意义重大。青少年自杀成为公共心理健康的一个重大挑战,建立有效的干预措施迫在眉睫。国家卫生健康委员会发布的《探索抑郁症防治特色服务工作方案》提出,将抑郁筛查纳入学生健康体检内容,建立学生心理健康档案,评估学生心理健康状况,关心青少年的全面成长,并通过大量的科普宣教,帮助大众理解抑郁等相关的情绪问题,减少偏见和误解,让大家一起来谈论抑郁症,并鼓励求助。

少年强则国强,青少年是花朵,是未来,在他们的成长路上,必不可少有荆棘和风雨。的确,他们需要被磨练,但他们还很柔软,需要被支持和保护,还需要被引领,只有用爱来浇灌,才能帮助他们更好地成长。

(陈 华)

医 学 人 文 点 评

自杀,一个都太多

目前,由于诸多因素,我国存在和父母分开生活的留守儿童现象。父母是孩子最重要的保护伞,当这些孩子面临学习上的困难、压力的时候;在和小伙伴出现隔阂的时候;在被祖辈们无意的言语伤害时;当电话中的语言沟通无法清晰地表达自己的困扰、委屈,而当大人们的安慰都是在讲道理的时候;孩子们会感到孤独、无助、委屈、难过,可能会通过伤害自己来舒缓情绪压力,正如李医生描述的花季少女在手臂上的多处划痕。

　　有心理压力或自杀危险的青少年通常对沟通方式极为敏感,要在被尊重、被关爱的前提下才会慢慢吐露心声。沉默代表着他们在观察大人们是不是值得信任。不用对孩子暂时的沉默感到气馁与挫败,因为有时恰当环境下的非语言沟通可以帮助他们表达内心的想法。有自杀危险的儿童及青少年对接受或拒绝帮助,对选择生或死都有明显的矛盾心理。这种矛盾心理在他们的行为中表现明显。我们临床医生有时也会有疑虑,我们能帮到他们什么?未来的路会怎样?

　　其实无论在哪里,爱的力量永远大于悲伤。每一个孩子的成长牵动着包括父母在内的每一个人的心,我们要相信每个人都有改变的力量。特别是对于儿童、青少年来说,来自家庭的爱,来自父母的爱可以帮他们点亮方向,给他们勇气去熬过至暗时刻。

　　有些苦,可能不是技术或医学所能医治的。在文中,李医生说自己是旁观者,然而我们已经看到,她一定不会是个旁观者,她会在特定的机会帮助这个花季女孩吐露心中的秘密,帮她把秘密巧妙地告诉女孩的父母,并帮助他们共同面对。在王阳明的《传习录》中,先生游南镇中,一友指岩中花树问:"天下无心外之物,如此花树,在深山中自开自落,于我心亦何相关?"阳明先生答:"你未看此花时,此花与汝心同归于寂。你来看此花时,则此花颜色一时明白起来,便知此花不在你的心外。"其实每一个我们遇到的患者在我们心中都有印记,他们的个性特征,他们的家庭模式,他们的悲苦喜悦，我们作为医务工作者，陪伴他们熬过艰难的岁月，见证了他们的生活片段，想象着他们的生命故事……我们医生也会有自己的爱与哀愁。在患者的心中，也有着对医生们有疑虑、信任、依赖、失望等各种复杂的感情，也有一些慢病患者见证了一个科室的医生们的成长。患者和我们都是见证者，而非旁观者。

自杀，一个都太多，推进预防自杀工作是我们每一个人的责任。在社会和学校，人们对儿童青少年生命教育日益重视，而在医院这个特殊的地方，每天上演的救死扶伤的故事更是我们以实际行动表白对生命的敬畏，对生命的热爱以及潜在的生命教育！

（陈　华）

三、落日余晖

　　2020 年 3 月 5 日,我们中山医院援助湖北医疗队来到武汉已过去 27 天。和往常一样,大家准时 6 时 30 分整装出门,经历半个多小时车程到达武汉人民医院东院。我们在东院有 2 个重症病区,共 80 张床,负责收治一些重症和危重症患者,我所在的是 11 楼 20 病区。

　　7 时,大家准时和夜班医生开始交班,从 1 床到 40 床,从生命体征到用药,一切有条不紊。这和刚开始时已全然不一样。特别记得第一天进入病房,病区里好几个患者血氧饱和度极低,亟待处理和呼吸支持。又由于是隔离病房,没有家属和护工的陪伴,很多患者特别是老年人,生活无法自理,床单、被子上都是污秽物。那个场景,让已经在 ICU 工作很久的我,也难免震惊。相比起初那种紧张和不安,快一个月的工作让大家充分熟悉了新冠肺炎,也对东院的环境和流程充分适应,工作已从容不迫。交班很快,就像在复旦大学附属中山医院一样,没什么差别。

下午2时,我穿上防护服,开始在污染区的又一次床旁查房。有了对讲机和微信,我们跨越污染区和清洁区进行无障碍的交流。得益于这一个月内我们尽可能协调配备的各种设备,患者都得到了有效支持治疗;很多患者在我们的治疗下逐渐好转,病情很平稳。因为身处隔离环境,没有家属陪护,我们每次查房时,都和他们聊聊天,舒缓他们的心情;对于困难的患者我们捐赠了很多衣服、食物,包括内衣、内裤。在此后的医疗诊察中,患者们都很配合,也很感激,还有些期待。

19床,一位87岁的老大爷。敲门,进入病房。高流量支持下的大爷坐在床上,看着手机。"感觉如何?""挺好的。"吸氧浓度60%,流速60 L/min,血氧饱和度97%,心率100次/分,相比他刚来的时候,这样的指标已经好很多了。这位大爷刚转送过来时严重低氧,血氧饱和度小于88%,呼吸急促,心理状态也很差,对所有人都爱答不理,随身衣物都已脏了,有个女儿正在雷神山医院治疗,无法送生活用品。我们当时立即给他高流量氧疗,麻醉科葛教授把自己的衣服捐给了他,潘护士长弄来不少吃的,带着护士们一起给他擦身。看着他现在的样子,真的好了不少,令人欣慰。"今天要做个肺部CT扫描随访,看看肺部情况。"组长下了指示。没过多久,护士老师蹬蹬地走过来找我,"护工师傅到啦,19床要做CT,这个患者病情比较严重,凯哥你去呗。"对于护士老师的要求,我一般都是来者不拒。CT室是在另外一栋楼,我和护工一起推着病床出发了。难得的是,那天是武汉久违的好天气,阳光明媚,非常温暖,不像前几日阴雨还有雨夹雪。在回病房路上,我想到他一个多月在病房也没享受这么好的阳光了,就主动邀请老大爷一起多待了一会。"大爷,这阳光如何,要不要待一会""好""怎么样""挺好""那我们多待一会,哈""你看看太阳真大",我手指着夕阳。这个场景,被护工师傅用我们病区联络手机拍下了,也就是《落日余晖》照片。"你咋还没回来,这么久,有啥事么",微信群里,医疗队长急着问到。"没事,看了会夕阳,现在回来了",我随手把拍的照片发在群里。回到病房,"大爷,今天如何? 好好休息啊!"安顿好大爷。我继续查房、下医嘱。

1 个小时后,从污染区脱下防护服出来的我,一群人对着我说:"你火了!"一脸迷茫的我不知道发生了什么。原来大家把那张照片发到了朋友圈,被很多人转发。

关于这张照片,有位武汉当地人和我说,这张照片,是他 2 个月来看到的第一张彩色照片。确实,武汉人民承受了很多苦难和不安,我很高兴这张照片能给他们带去温暖和希望。

繁忙的临床工作,经常会让我们疲惫不堪。机械的流程,往往让我们忘了治疗的是有精神需求的个体,我们也忘了我们自己也需要抚慰。

我想,那张《落日余晖》照片里面的我,其实也不只是我,是每一个战斗在一线的医护,那里面的王大爷,其实也是每一个和新冠病毒斗争的患者。一起看夕阳,是患者的需要,也是我们的需要。夕阳给了我们温暖,给了我们希望。因为有温暖、有希望,我们才一起度过了那漫漫的长夜。

后来,那位王大爷情况越来越好,就和我们聊他的人生经历,和我们聊音乐,还拉起了他心爱的小提琴。最后,他治愈出院,已经康复回家了。

(刘 凯)

临 床 伦 理 分 析

公共卫生伦理原则

公共卫生伦理原则包括下面 5 个方面：

（1）全社会参与原则。公共卫生问题可来源于社会的各个群体与个人，公共卫生服务又是救援、维护和促进群体的健康工作。因此，公共卫生具有极强的社会性，需要社会公众的共同参与，其成效也会惠及并改善社会整体健康水平。

（2）社会公益原则。公共卫生是以社会公众获取群体健康为目的，通过加强公共卫生体系建设、增强产品供给、改善服务质量，从而为社会公众带来更多的健康与福利。因此，公共卫生必须坚持公益原则，当与个人利益相冲突时应当优先考虑社会公共利益。

（3）社会公正原则。公共卫生涉及政策制定、资金筹措、资源分配以及信息公开等各个方面。因此，必须确保分配公正、程序公正、回报公正以及补救公正。

（4）互助协同原则。公共卫生工作所涉及的范围广泛，需要全社会协同、各相关领域之间的协同。例如，疫情期间交通部门协助"封城"，小区居委协助居民"居家隔离"，部分酒店协助从中、高风险地区返还人员"集中隔离"，极其快速地协助政府控制了病毒的大范围传播。

（5）信息公开原则。在公共卫生工作中，信息对于预防疾病、防范和控制疫情方面都起着至关重要的作用。因此，必须保持其开放性、透明性。疫情暴发以来，政府部门每日公布感染疫区及具体数据，及时通报暴发时间、地点及流动路线等，让公众知晓事态动向,也更注意个人防护,有利于全社会的重视、参与和协作。

(戴晓敏)

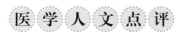

爱融化了这座城市的坚冰

2020年2月,武汉的冬天很冷,降到冰点的除了天气还有每个人的心。我们接管了武汉大学人民医院东院的两个重症病房。在我们到医院之前,病房里面每天都有患者去世,对新冠病毒的恐惧弥漫在病房的每一个角落。说实话,当时挺羡慕方舱医院的医生们,可以和患者一起唱唱歌、跳跳舞,而我们的患者都是躺在病床上的。病情稍微轻点的患者,每天都是在焦急地等待着我们告诉他们病情在好转;病情不好的患者,每天都愁眉苦脸地害怕听到指标又怎么样不好了;情况更不好的患者,就和我们没有更多的交流了。横亘在我们和患者之间的,除了防护服,除了病毒,还有的就是恐惧。该如何去救治这些重症患者,这是我们每天都要面对的问题。

我们自认为带去了上海最好的医疗技术,并利用有限的资源创造了当时最佳的医疗条件,体外膜氧合器(ECMO)、有创通气、无创机械通气……我们应上尽上。我们上班讨论病情,下班讨论病情,睡觉想的还是患者的病情;我们反复推床送患者去做检查,无论白天或者黑夜,一刻没有停留,直到这天87岁的患者和27岁的医生停下来看了一会夕阳。这一抹夕阳感动了千万国人,也瞬间温暖了我们整个医疗队,原来我们也可以停一下,病情之外我们可以多关心一下我们的患者,他们也是有精神需求的个体。在隔离病房里面,看一眼夕阳都是触不可及的梦想。其实何止是患者,1个月来我们医生自己也未曾好好停下来看看武汉的夕阳。后来的我们更加关注对患者的人文关怀,我们主动送去上海的零食,帮助80多岁的患者用手机视频连线家属,在我们的防护服上写上"加油",画上卡通人物……《落日余晖》下的人文关怀成为我们对重症患者的另外一种治疗方式,推广到了更多的医疗队。《落日余晖》照片也成为武汉抗疫的一个符号,这个符号代表了医患之间的平等、信任和毫无保留的爱,也正是这份爱消散了病房里面以及全国人民对于病毒的恐惧,融化了武汉的坚冰。

现在,凯哥和我都回归了临床,我们每天都会面对不同的患者,经受不同的嘈杂。冗长繁复的工作让我们常常迷失自己,让自己变得程序化。医疗工作已经让我们很累了,我们都来不及关心家人,又何谈对患者的人文关怀,这是我们很多时候的一种心态。很多的援鄂医生都在武汉成长了很多,对生命、对责任、对理想也多了一层理解,更重要的是对医学人文多了很多认识。武汉的患者为何对我们更加感激、更加信任,而许多我们平时同样加倍救治同样十分关心的患者却对我们充满怨言?在武汉我们更加全面地关心每一个患者,让他们真正明白我们和他们是站在同一条战线上的战友;而在平时工作中患者们看到的都是程序化的我们,我们只会快速地跟他们解释病情,而忽略了他们的情绪感受与精神需求。《落日余晖》照片告诉我们人文关怀其实可以很简单,医生们除了医疗之外表达关爱的方式也很简单,也许在病房里面我们不会和患者们一起唱歌、跳舞,但我们可以多去安慰一下患者;也许我们不会和重症患者一起去看夕阳,但我们可以推他们去病房窗口晒晒太阳……

《落日余晖》照片的后续故事同样美好,医生陪患者看夕阳,患者康复后拉小提琴感谢医生。虽是落日的余晖，却也让每个人都看到了胜利的曙光和人性的光辉，医学人文的力量润物无声。其实在内心深处，每一位医生都想和患者一起"看夕阳"，每一位患者都想为救治他的医生"拉小提琴"，医学人文给了我们表达真实情感的方式。"爱"是我们医疗的核心，也是人文关怀的核心；爱能融化武汉的坚冰，同样也能融化医患之间所有的不理解、不信任。心灵的治愈与身体的治愈同样的重要。

对于医生来说，最美好的事情，是看到患者的微笑；而更美好的事情，是我们能肩并肩一起微笑。

（刘子龙）

四、爱是什么……

都说急诊是一个可以看到人生百态的地方，我想给大家分享的，正是我3年前在急诊重症监护室（EICU）收治的一个病例，让我至今都印象深刻。

故事发生在2016年春节后，主角是我在EICU独立接诊的第一位患者。她是一位56岁的中年女性，发热、咳嗽、咳痰1周，2月25日到我院急诊就诊，当日胸部CT片可见双肺渗出，诊断考虑"社区获得性肺炎"，予以常规抗感染治疗。然而，患者持续发热、咳嗽不断加重，并出现了明显气促。在EICU见到她时，她坐在轮椅上由丈夫和儿子一同推入，已是气喘吁吁、神情疲惫。入院后检查提示Ⅰ型呼吸衰竭，胸部CT片见双肺弥漫性渗出较前加重。病情危重，亟需治疗！

进入EICU，就意味着离开了家人的陪伴，患者需一个人在监护室里接受诊治，家人只有每天固定的1小时可以在窗外探望。在监护室大门关上之前，她的丈夫和儿子坚定地嘱托我们："医生，请一定要尽力救治她,我们绝对不会放弃!"

她的血氧不断下降,无创面罩已不能维持,在征得患者丈夫和儿子的同意后,我们立即给她进行了气管插管、呼吸机辅助通气,丙种球蛋白联合大剂量激素冲击治疗,广谱抗生素联合抗病毒药物……然而,病情仍急转直下,低氧血症难以纠正,双肺渗出再次进展,至 3 月 5 日复查时已呈现典型的"大白肺"。再次谈话、交代病情,征得家属的理解与支持,我们又为患者进行了气管切开,继续给予我们能够提供的最佳的医学支持。

然而,患者的治疗过程始终一波三折、困难重重,甚至在很多时候让主治医生感到绝望。在随后的 2 个月里,患者经历了严重真菌及多重耐药菌感染、严重溶血性贫血、自身免疫性脑炎、继发性癫痫发作……不仅疾病本身复杂,在用药、用血方面,也是荆棘丛生,先是经历了丙种球蛋白全上海断药,后又血库缺血……

但就是这么一位多次让医生感到束手无策、几近绝望的患者,居然在入住 EICU 后的第 3 个月,实现了呼吸机脱机,最终健康出院,至今仍在我院风湿科门诊规律随访。

对我来说,这个患者的经历不可谓不是一个奇迹。

之所以这个故事给我留下了深刻的印象,不仅是因为患者疾病的复杂和救治的困难,更重要的是她的诊治经历让我开始相信,除了医与药,爱的力量可以创造奇迹。

每每想起这个故事,许多片段总会在我脑海里闪现。我忘不了,患者初进监护室时,丈夫和儿子眼里依依不舍的泪光。我也记着,患者的丈夫和儿子风雨无阻、每天在探望时间准时出现在监护室探视走廊的窗旁,深情地注视着她。我还记得,在治疗药物丙种球蛋白发生全上海断货时,患者的丈夫硬是开着车跑遍了江浙一带的大药店,最终带回来了救命药。我更记得,EICU 的主任们多次举行多学科大讨论,在积极调整治疗方案的同时也难免对复杂凶险的病情无奈叹气。患者的丈夫最令人钦佩！每每医生进行谈话、交代病情时，他总是积极询问、理解配合；每当病情反复，被询问是否放弃有创抢救时，他也永远都是相同且坚定的答案："不！绝不放弃！"即便其他家属有些动摇想要放弃时，他也始终坚定而决绝。

因为深爱，所以坚决不愿放弃。也许正是这份坚定不移的爱，给了患者力量，让她最终挺过了险象丛生的恶疾，顽强地冲破了重重难关，最终健康幸福地与丈夫孩子相聚相守。

我曾经跟我先生分享过这个病例，他听完这个故事只回复了一句话——有爱，就有奇迹。是的，在我们努力钻研专业知识和临床技能的同时，也别忘了对患者及家属予以更多一份关爱，也许我们都能够创造奇迹。

（李　晶）

临 床 伦 理 分 析

代理决策下的共同决策

我们都会感慨这个患者好幸运，有这样一个不离不弃的家庭，有这样一群不放弃的医护团队。但是冷静后思考一下，除了幸运女神的眷顾，到底是什么让所有的关爱和努力最终能够绽放出生命奇迹呢？我想，正是因为面对一个又一个难关和困难时，医生和患者家属一次又一次地做出了坚定且正确的临床共同决策（shared decision-making），才得以守得云开见月明。

患者在气管插管、呼吸机辅助通气治疗过程中是不具备决策能力的。因此,在这个故事中她的丈夫——代理决策人(surrogate decision maker),成为与医护人员共同决定、并肩作战、后方支援的"战友"。固然,是法律赋予了患者丈夫作为代理决策人的权利,在无数个"病危"时决定着患者的生命走向;但是,唯有真正地代表了患者病前对"健康"、对"生死"的真实意愿,才算是合格地履行了代理决策人的义务。代理决策者在慎重地做出临床决策时,需要遵守以下两个标准:①替代判断(substituted judgement),即若已知患者偏好(patient's preference),或患者曾明确表达或根据既往事实明显推断,则必须根据其偏好进行临床决策;②最佳利益(best interest),即若不知患者偏好,则必须以促进患者最佳利益为标准进行临床决策,具体包括减轻疾病痛苦、保持或恢复功能,以及维持生命质量等。代理决策者的决策若有违患者意愿或有悖伦理时,医生有权提出异议,甚至向伦理委员会报告、法庭诉讼等。因此,医生-代理决策人的共同决策,既是一种相互信任与合作,也是一种相互纠正与监督。在中国特定的国情与文化中,代理决策人虽然是一个独立人,但是其决定不仅仅来自个人,更多地是来自背后的整个大家庭。家长式的家庭文化盛行,不同的价值观冲击,这些都让决定不再那么单纯地只考虑患者个人意愿,而掺杂了更多的家庭伦理、经济文化等复杂因素。该如何呵护医患关系、做出最佳决策,是双方共同面临的巨大挑战,也是医疗成败的关键所在,这值得我们在医疗实践中不断反思与总结。

这个故事以极其极致的方式告诉我们,唯有医患双方坦诚信任、通力合作,方有可能达到医疗的最佳效果。我们感恩这样的患者及其家庭,也感动于医护兄弟姐妹的坚守不弃,让我们在前行的道路中感到温暖,看见希望!

(戴晓敏)

医学难免有无奈，生命不可无尊严

"爱在右，同情在左，在生命路的两旁，随时撒种，随时开花，将这一径长途点缀得香花弥漫，使得穿枝拂叶的行人，踏着荆棘，不觉得痛苦，有泪可落，却不是悲凉。"每每听到临床上那些感人的故事，脑海中总会浮现冰心讲过的这段话。

医院里是面对疾病和死亡这个话题最多的地方之一。在患者的病榻旁有很多人的意志，患者的意志、家属的意志、医生的意志，还有信奉宗教的意志，它们之间相互拉扯，情感与理智参与其间相互博弈，还有经济状况、医疗资源等。这些多少会影响着一次次的医疗决定。而对危重症患者来说，每一次的医疗决定都将左右其命运的走向。李医生的案例展现了在这个过程中家属的坚持所带来的奇迹，爱的奇迹。他的坚定不移，他的执着，为他的爱人带来生的希望。当然还有患者自身的努力和医生的职业精神。

同时这个故事会牵出另一个大家可能想到的问题，一些签了同意放弃治疗的家属们，会不会在某些瞬间自责、扪心自问——"是否尽力？"那些面对亲人故去无法释怀、负有内疚的人，我想他们即使选择放弃也同样充满爱意。

曾有一位医生朋友对我说，每个医生都希望自己治疗的患者能康复。我想这是医生职业成就感的来源，是艰辛努力后最好的回报。每每当医生面对病情感到自己无能为力时，当对患者和家属做出放弃的建议时，都是艰难的。作为医生职业的一个部分，无力感深深地被隐藏。家属相较于医生更为束手无策，唯有在情感上给予患者支持，对医生给予信任；在力所能及的范围内寻找资源，满足患者救治的需要。这些方面的努力使患者有了生的动力，以及医生持续努力的信心。在这一切之后奇迹发生了，或者奇迹没有发生。而所有努力的回报如冰心所言：将这一艰难的过程点缀得香花弥漫，使穿枝拂叶的行人，踏着荆棘，不觉得痛苦，有泪可落，也不觉得悲凉。

　　我们希望奇迹发生，这些美好的奇迹越多越好，但正因为稀少才称之为奇迹。生命的有限在于它的长度是确定的，而它的无限是其过程的多种可能。比如，经过奋斗有了更长的生命，提高了生存质量，有种重生的感觉；或是周围有爱他的家人和朋友环绕，带着爱意、有尊严地平静地离开。在我们不能确定奇迹是否发生时，我们唯有竭尽所能地努力，无论何种决定都是当时最好的决定，而最后我们欣然接受结果。可能满怀喜悦和敬畏地看一个成功救治的患者前来复诊或者回到家中，抑或谨慎和从容地做出医疗建议及接受结果。在人世间，体会生命所带来的痛苦、快乐、美好，欣然接受它的有限性。

（俞梅蓉）

　　现在的医疗技术发展可谓日新月异，作为一名临床医师，要学习更新的知识实在太多，在医疗科技领域每天都有新的发现、新的技术、新的药物、新的治疗理念、新的指南等，总觉得时间不够用。有时候会问自己：要是有一天退休了还能做什么？现在输入的那么多信息还有多少是有用的？那么，到底有没有什么真正可以传承的、不变的东西存在呢？

　　"人文"一词在《辞海》中的解释是：人类社会的各种文化现象。文化是人类或者一个民族、一个人群共同具有的符号、价值观及其规范。符号是文化的基础,价值观是文化的核心,而规范包括习俗规定、道德规范和法律规范则是文化的主要内容。医学人文是研究医学与人文关系,即从人文观念角度出发对各种医学现象、事件进行思考和总结的学科。医学人文精神应该融合在整个医疗过程中。那么,我们在享受科技带来的福利时,医学人文精神到底有多少价值和意义呢?

关爱(care)和治愈(cure)哪个更重要? 几乎所有人都会选关爱。那么什么是关爱? 不同的文化,不同的书籍对此解释会略有不同。例如,西方文化讲"爱",儒家讲"仁",佛家讲"慈悲"等,而这些词中都喻义着"善待"与"施予"。而"爱"在西方文化中的基本含义是"接纳"。接纳什么? 接纳"无限的可能性"。在医院里,尤其在急诊或监护室里,"无限的可能性"是指"生命形式的无限可能",包括健康的状态、任何形式的疾病状态以及死亡。无论患者状态如何,你都能 100%接纳并且平等对待吗? 只有深刻认识到这一点,我们才可能做到真正的"关爱"。

在这一个案例中,一名中年女性患者,因重症肺炎在急诊监护室治疗了 3 个月,最终康复出院。治疗过程一波三折。其中治疗成功的关键是医师和家属始终没有放弃。无论患者的病情多严重,无论过程多艰辛,始终不忘初心,认真地对待每一个险情。哪怕丙种球蛋白上海断货了,家属到外地求购,再难也要把"救命药"带回来。在治疗过程中,医师和家属可能均没有注意到,他们始终没有放弃的原因是在无形中用了上述法则:接受所有生命形式的可能性。当医师或家属接受所有生命形式的可能性后,恐惧就不会影响思考和行动,医师和家属都不会因恐惧而迷失方向。例如,医师陷入恐惧的状态,最可能的是考虑如何避免危重患者的医疗纠纷;家属陷入恐惧状态,则是担心患者残疾影响未来一家人的生活等。只要陷入恐惧,没有人会尽全力,患者的生存机会就会减少。因此，如果说医师的职责是救死扶伤，那么换一个角度则可以说医师的职责是破除恐惧，破除自己、患者及其家属的恐惧。

（奚百顺）

五、生命之思与医学之悟

我的第一个故事，发生在 2019 年圣诞平安夜那天。说到平安夜，大家会想到与自己的家人一起吃大餐，还有收到朋友们的圣诞礼物，似乎一切都应该是祥和美好的。

我收到的平安夜礼物是什么？是一早的急救呼叫！这天早上，我们正跟随主治医师查房，护士突然大叫："医生，某床患者倒在地上昏过去了，快过来！"我们赶紧奔过去，发现患者没有意识、呼之不应，未触及颈动脉搏动，得赶紧抢救。即刻开始持续心脏按压，抢救车、除颤仪也马上到位。很快，患者醒了，意识、呼吸、血压、心率逐渐恢复，心电监护仪上也没有见到异常心电图形。幸好，这个患者只是发生了迷走神经反射。

抢救患者的成功转归，是我平安夜收到的最舒心礼物。

但是，在医生的职业生涯中失败和沮丧也是常事，我的第二个故事就是这样。

那是发生在我的一个值班夜。一位老年男性患者，肿瘤晚期、慢性阻塞性肺气肿、慢性肾功能不全。深夜时分，我还在办公室看书，护士突然打电话过来，说某床患者心电监护显示血压下降。我急忙奔至床旁，发现患者已意识不清，呼吸微弱，血压过低已测量不出。我和护士赶紧采取升压药、面罩吸氧等抢救措施，血气分析已是严重酸中毒。我焦急地打电话向总值班求援。由于患者家属先前已经签署过"拒绝一切有创操作"的知情同意书，总值班和我继续给予患者无创辅助通气，多巴胺静脉滴注升压，碳酸氢钠纠正酸中毒等抢救措施。在抢救的过程中，我一直努力地告诉自己，只要坚持一定会有希望。然而尽管我们积极抢救，最终依然没能挽回他的生命，宣告了临床死亡。

当护士整理完急救车，总值班也离去，我坐在办公桌前填写着抢救记录、死亡记录和死亡证明时，脑海里却依然是刚刚急救的画面，家属伤心欲绝的画面也不时闪现。我反复问自己，如何做才能更好，才能让结果不同？虽然与患者素未谋面，但我的内心也很难过，我好想对家属说："很抱歉，但是我们尽力了！"

第二天早上，病房例行医护大交班。对大家来说，这是新的一天开始；对我而言，却仿佛是漫长昨天的延续。当我和实习医生谈起此事时，他们也回忆着说，第一次对临终患者进行急救时心里充满了恐惧、惊慌和不知所措。

莎士比亚有句名言："To be or not to be, that is the question."但是对于临终患者，我仍旧没有办法在"To die or not to die"面前为患者选择后者。尽管我们付出了100％的努力，但是在死神面前却依旧无果。这就是我感到无奈和伤心的地方。在接下来的几天里，我也一直都在思索，面对这样的患者我还能做些什么，今后面对类似患者我能不能做到更好。我多希望有一天，我可以竭尽所能地治疗患者，可以不必无奈地面对患者、面对死亡。

有一部很有名的日本医疗电视剧《回首又见他》，讲述的是一位优秀的外科医生,但最终罹患晚期肺癌,因多脏器衰竭、抢救无效死亡。他的主任默默站在病房外,沮丧、无力地靠在墙上。主刀医生也是抢救医生,即便施展了高超手术技艺,依然无法挽救同事的生命,手里紧紧攥着自己的胸牌直至流血,让我们感受到他内心的痛苦与愤怒。英国著名杂志《英国医学杂志》(*British Medical Journal*)发表过一篇文章,有接近1/3的医生面对患者死亡时产生过强烈的情感冲击。当我第一次遇到患者死亡的时候,内心也出现过强烈的失落和迷茫,我们无法通过自己掌握的医学知识来改变患者死亡的事实,那我们所掌握的医学知识价值何在。

通过不断的学习和临床实践工作,我逐渐明白了一个道理。医生再怎么发奋图强,依然无法摆脱一个很确定的结局,那就是永远也无法战胜死神,生命的最后一刻必定是衰老和死亡。当我们见识到各种各样的死亡,同时更应该理性去总结,在学会接纳死亡的过程中,渐渐懂得该如何生活,把生死看成自己职业生涯的一部分。也在领悟的过程中更好地去热爱自己的职业,希望每一个生命都能够生如夏花之绚烂,死如秋叶之静美。

(王　琦)

临床伦理分析

也给医护补上"死亡教育"这门课

医生和护士,应该是面临最多生死的职业。然而,时常面对,却未必能够从容应对。作为频繁直面生死的医护群体,我们并没有因为"次数多"而理所当然地"冷漠无情",恰恰相反,每一次竭尽全力后的生命逝去,都是一次全新的心灵冲击甚至精神压力,我们比任何群体都更需要"死亡教育"。

死亡教育,是一个探讨"死"与"生"的自然法则、唯物辩证法以及历程的感受和感悟,既包括了解死亡的过程,理解文化、宗教对死亡的看法与态度,更包含了向"死"而"生"的生命反思,重新审视生命及人生的价值与意义。我们每一个人都需要死亡教育,因为我们都可能面对家人朋友的逝去,也终将面对自己生命的终结。不同的文化体系熏陶和信仰直根的群体对死亡现象的理解是不一样的。医护群体因为其职业的特殊性,则更加需要尽早地、全员地开展死亡教育。医护人员也是凡人,在面对濒死患者时内心同样也会产生震惊、恐惧与悲痛。更为重要的是,参与诊治或抢救的医护,在面对自己的患者死亡时还会产生深深的无力、挫败甚至自责,饱受精神和心理的巨大压力。医学教育,告诉我们的是如何利用所学或不断创新去对抗疾病,而死亡教育恰恰是让我们认识到医学也具有局限性。医护不仅应具有客观唯物的生死观,还要对疾病的病程与预后有着冷静、清晰的认知,从而保持决策理性、情绪稳定、心理健康;当医护与病患有着不同的价值观时,还应懂得要尊重和宽容病患的信仰和对生死的理解,而不应鄙视。

另一方面,医护不仅要调整和控制好自己的认知与情感,更为重要的,还要担负起对逝者家属关爱与共情、安抚与宽慰的责任与义务。在国外,从医学院早期教育开始,死亡教育就设有独立课程。国内也逐渐开始关注与重视,如北京大学医学部让医学生写"遗愿清单"、写"墓志铭"、感受死亡事件;又如多家医院开展并推广"巴林特小组",鼓励医护倾诉因患者死亡而带来的内心情绪与精神压力,等等。这些都是积极、有益的尝试。

(戴晓敏)

医患间的"生死"之交

对一个年轻的临床医生来说,你永远不知道今天值班会碰到如何凶险的紧急救治,可能经过全力抢救之后患者转危为安,也可能整个团队的医生、护士忙活一个通宵,患者还是撒手人寰。我至今还记得在临床实习期间,第一次值夜班面对患者的死亡所带来的心理冲击。医生值夜班面对的是各种各样的不确定性,以至于医院宣传科设计的一款印有"保佑值班夜无殊"字样的手提袋在青年医生中广受欢迎。

人类作为一个生物物种,生老病死是自然规律。虽然人人都懂得这个道理,但是在东方人的传统观念中,"死亡"仍然是一个讳莫如深的话题,特别是谈论患者的死亡,往往会被斥为"乌鸦嘴"。至少,在我接受医学教育的过程中,老师们一门心思教导我们如何挽救生命,那才是医学的真谛,至于如何面对"死亡",很少有人主动提及,因为那不吉利。

临床实践中经常会遇到这样的问题:当危重患者已经确定没有救治希望的时候,医生如何选择放手?求生是人的本能,再豁达的人,当面临死亡时,还是会激发出强烈的求生欲望;医生面对患者求助的眼神和家属的苦苦哀求时,更难做出放弃的决定。此时,医生该扮演怎样的"角色"呢?是家长型、咨询型,还是与患者及家属共同决策的解释型?可能针对不同类型的患者及家属,医生要随时变换角色,关键是必须及时做出专业性的判断,抵制对疾病诊治的过度干预和非理性的情感冲动,转而引导患者及家属做出更理性的决定。于是,谈话显得尤其重要,尽管这很艰难。

　　我始终认为,医患关系的本质是一种社交关系。患者从医生这里得到的不仅仅是治疗,还有更多的语言、眼神、肢体甚至包括思想在内的多方位的交流,甚至很多患者和医生会成为终身的朋友。而谈话就是其中最主要的交流方式。当一个患者即将走到生命的终点,医生的谈话技巧会面临更大的考验,既要把病情解释清楚,又要根据对方的情绪反应不断调整谈话内容和方式,有时候要直言不讳,有时候要婉转相告。在这种情况下,少一点无谓的理想救治,多一点理解和安慰的语言,甚至能够帮助患者及家属实现最后的人生愿望,此乃至善至诚之举。

　　央视主持人白岩松说:"我有一个梦想是,能不能让中国的医生心无旁骛地只做好医生该做的事。"其实这也是每一个医生的梦想,可惜总是无法消除梦想和现实之间的差距。医生面对的不仅仅是疾病,更是形形色色的人群,既要医术高明,又要善于沟通;既要博览医学典籍,又要掌握社会人文、卫生经济等各种知识。死亡的确给生命赋予了深刻的意义。当面临患者的生命终结,医生必须磨练强大的内心,帮助患者有尊严地走完人生的最后一程。医生是一个既古老又崇高的职业,因为承受着常人难以承受之重。

(李晓蓉)

第二篇 危与机

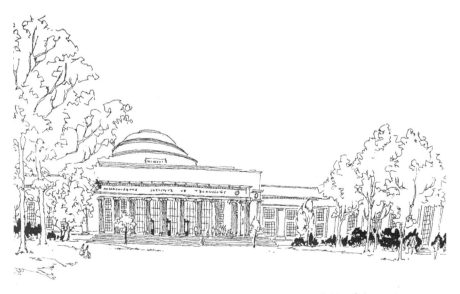

在希波克拉底看来,医术在一切技术中是最美和最高尚的。

身怀医术的医生不仅要有扎实的医学理论,娴熟的医学技艺,更要有"仁者之心"。如此,才能拥有良好的判断力和自信力,以及对待患者的诚挚态度和良好的沟通能力。

处于经济社会、医学法规、伦理准则下的医患沟通,有时缺乏人情味,变得机械而刻板。《医家五戒十要》中的第一戒说道:"凡病家大小贫富人等,请观者便可往之。勿得延迟厌弃,欲往而不往,不为平易。药金毋论轻重有无,当尽力一例施与,自然阴骘日增,无伤分寸。"

杏林春暖,橘井泉香,不忘初心,方得始终。

(姜林娣)

六、急诊室的故事

经过一段时间的培养，我对心内科总值班的工作渐渐做到游刃有余，面对紧急情况也不再似第一天那样紧张了。

一个再平常不过的周六下午，窗外的天气晴好，阳光明媚。刚忙完一天的会诊，我正准备坐下吃饭，总值班手机的铃声再次响起——是预检台打来的。

预检护士的声音，响亮又急促："心内科总值班，'120'救护车要转运来一位急性心肌梗死的患者，马上就到！"心肌梗死，是心内科最危险的疾病之一。挂了电话，也顾不上吃饭，我迅速赶往抢救室。

患者是一名外籍华人，曾在国外行冠状动脉造影术并植入多枚支架。距离本次发病尚不到 3 小时，到达医院时他虽然意识尚清醒，但收缩压不到 70 mmHg，频繁呕吐、大汗淋漓、全身湿冷，心电监护显示多源性室性心动过速，心电图检查提示急性广泛前壁心肌梗死。我立即判断：患者已经发生心源性休克，血流动力学极不稳定,要马上接受急诊介入手术!马上!

很快,主刀医生、手术护士、麻醉医生都赶到了抢救室,整个抢救团队做好了手术准备。然而在谈话签字时,却遇到了意料之外的阻力。我把病情的严重性简明扼要地告诉了患者和家属,并且坚定地提出了治疗方案:"治疗急性心肌梗死的最佳办法,就是在'黄金时间'内进行冠状动脉介入治疗,开通闭塞的血管。"然而,患者和妻子却都直接拒绝在中国医院做手术,甚至连保驾护航的深静脉置管都不接受,要求我们先把情况稳定下来,再包机出国治疗。

就在说着话的几分钟时间内,患者突然晕厥过去——频发室颤!电风暴!

我一边电除颤抢救患者,一边焦灼地告诉家属:"情况非常危重!现在不做急诊介入,别说是出国,恐怕医院的大门都出不去了呀!"当时,我的身上沾满了患者的呕吐物,看着心电监护上杂乱的室速波形以及极低的血压数值,感受着一次次电除颤后的反作用力,我的心理压力真的很大。

患者家属既是对中国医院不信任,同时也还未完全意识到病情的严重性。但是我很清楚,此时如果放弃谈话,就等于放弃了患者的生命!而获得患者信任的关键,就是用事实说话!在中山医院几年的临床历练,我几乎把急性心肌梗死介入治疗的流程倒背如流,迅速地将治疗的必要性、操作过程及可能的风险再次告知家属,以及此刻迷迷糊糊却还喊着要回去的患者。同时,患者家属也联系到他们在国外的私人医生,我简单介绍情况后希望对方能够再向患者及家属进行沟通。

我清楚地听到,他们国外的私人医生是这样对患者和家属说的:"你这是在中国上海,在中山医院,在中国最好的医院,你还有什么可犹豫的呢?"终于,在国外同行的积极劝说之下,患者和家属放弃成见，决定接受手术。此时，距离他进入中山医院不到 20 分钟，所有的急救治疗一直紧张而有序地进行着。

心导管手术室内，血管造影的结果如我们所料：血管堵塞非常严重！术中，仍在反复出现室速、室颤，可谓命悬一线！整个心导管手术团队，以精湛的操作技术和完美的团队合作，与死神搏斗！至于手术的结果，我相信这位患者往后聊起中国医院的时候，一定是带着赞同的口吻。

回想起这段惊心动魄的经历，非常感慨！我能够镇定地面对这样一位对中国医院和中国医生不信任的患者，我的自信来自中山医院几十年来无数前辈、同仁的专业素养所积累的口碑和实力。我也时刻提醒着自己，身处中山医院就意味着需要代表行业的最高水平，身后的这块招牌，不仅是我们信心和力量的来源，更是鞭策每位年轻医生不断前进的动力。

（陈佳慧）

临 床 伦 理 分 析

医患关系，具有医疗契约性质的信托关系

医患关系（doctor-patient relationship）是在医疗活动过程中医务人员与患者之间建立的医疗人际关系；广而言之，也是以医生为中心的医方群体（包括医生、药师、护士、医技、管理及后勤人员等）与以患者为中心的患方群体（包括患者、家属、监护人及单位组织等）之间的关系。

医患关系是医疗行为活动中最基本、最核心的关系，它既是一

种法律关系,也是一种伦理关系。

从法律角度来说,医患关系具有医疗契约性质。所谓契约,是指平等主体意志一致而产生法律关系的一种约定。例如,医院接受了患者的急诊挂号、急诊冠脉造影及支架植入术等手术同意书,术后出具患者住院通知单、出院通知单,或是开具了医院转诊单等,均是医患双方对于患者医疗问题进行确立、终止、变更,医疗民事权利、义务、关系所产生的协议或合同,具有法律约束力。任何一方不履行契约或合同所约定的义务或承诺,则需要背负违约责任并承担相应的民事法律责任。然而,医疗契约又有其特殊性,不具备一般契约的程序和条款,不考虑经济指标和要求。因此,往往对医方有着更重的义务约束力,包括诊疗义务、解除痛苦义务、充分告知义务、保密义务等;而患者为弱势群体,则往往对其约束力不严格遵行。

从伦理角度来说,医患关系又是一种信托关系。患者出于对医方的极大信任而将自己的隐私、健康及生命交托给医方,同时医方因接受患方的信任和委托而力求当事人在诊疗过程中的健康利益不受损害并有所促进。若要建立医患之间的良好信托关系,其重要前提与基础是增进医患双方的相互了解、相互交流,从而达到相互尊重、相互信任。若医患双方能够保持相对长期、稳固的医患关系,则更容易建立起良好、健康的信托关系。如今,医疗资源、医疗水平有地域差异,医院诊疗向专科化发展,互联网远程医疗方兴未艾,人工智能辅助诊疗如火如荼,医疗结算报销制度不断革新,等等,都给今天的医患信托关系提出了前所未有的巨大挑战。

医患关系,本质上是一种具有医疗契约性质的信托关系。健康所系,性命相托!唯有始终将患者的健康利益放在第一位,不抛弃,不放弃,方能不负患者之托。

(戴晓敏)

不负患者之托

很多患者在心脏危重症发病之前毫无征兆,甚至自认为"身体健康"。对于这些患者及家属来说,被呼啸而来的救护车送进抢救室,很可能是人生中第一次遇到的危急情况。心内科医生,经常会遇到类似这个案例的紧急情况。这个时候如果有资深医生出面谈话,往往是较好的选择。但是在这个患者面临争分夺秒需要抢救,时间不允许消耗在等待上级医生出面的情况下,需要我们年轻的总值班立即与患者及家属沟通病情,这对于新手医生来说是有一定难度的。遇到这样的情况,我们应该如何处理呢?

首先,我们要理解患者的心态。尽管大多数人知道一些心脏疾病猝死的案例,但一般不会把这种可能性关联到自己身上。他们很可能难以接受病情,因此会出现"否认事实"的心理反应。也就是说,对于医生来说非常明确的事实,在患者看来"不能确认",而要求更换其他医生,甚至更换医院再次诊断,寄希望于能够获得让他的心灵得到安慰的答案。

在这个案例中,这个患者的一项重要诉求,是非常希望能够获得最好的治疗。他并非完全不知道当前的风险,但对于风险还抱有一些不切实际的期望,想通过"转院"的方法降低风险,这个心情医生完全是可以理解的。从这个角度,医患双方的共同点是一致的,都希望患者病情能够尽快地得到控制。但我们的方案显然更具有合理性和现实性。为了打消患者的顾虑,在这个案例中,我们不反对患者及家属花费一点时间,与他们比较信赖的家庭医生进行沟通。尽管看起来在沟通上走了一点弯路，但这位家庭医生作为医患双方共同信任的第三方角色，进行解释沟通，为打破僵局、实现真正有利于患者的治疗，提供了极大的帮助。

假如没有现成的第三方协助呢？我们也可以考虑借助于专业科普的力量。例如，在新冠病毒肆虐的时候，百姓们会听从钟南山院士、张文宏教授等医学权威解读如何应对疫情。医生们也不妨日常收藏一些通俗易懂而又权威的医疗急救科普文章，在需要权威论证的时候不妨提供给患者作为参考。

其次，很多情况下，心绞痛特别是心肌梗死患者会伴有濒临死亡样的感觉。这种濒临死亡的感觉并不和疼痛的严重程度完全挂钩。在分娩疼痛、烧伤等其他疼痛中，尽管患者感觉非常痛苦，但很少描述这种带有明显焦虑不安的感觉。这种特殊的感觉可能是心脏疾病所独有的，中医学所说的"心主神明"，部分也是来自这种临床现象。在此情况下，让已经感觉要濒临死亡的患者能够做出正确的抉择，比在其他疾病中更为困难。这时候密切的监护和积极有效的治疗，让患者的症状得到改善，也从另一方面证明了我们治疗疾病的能力。患者接受了明显比其他患者更多的关注和更积极的医疗操作。一方面，能够使患者和家属切实地感受到病情的严重性和紧迫性；另一方面，能够使患者真正信任医院，为下一步通力协作进行更复杂的治疗，创造了有利条件。

再次，很多心脏危重症的诊疗依赖于心电图检查，但心电图报告非常专业而抽象，不像气温、成绩以及一些化验单这样能够通过数字直观体现，患者很难从报告单的字面理解病情的严重性。因此，医生在基于这些高度专业化的检查结果，和患者沟通心脏疾病的病情时，遇到的麻烦比其他的疾病更多。

从沟通病情来说，我们能做的有哪些呢？一种方法是我们把抽象的内容换成患者比较容易理解的内容。比如说抽象的心电图,医生都知道广泛导联的心电图缺血性改变毫无疑问明确表示心脏病非常严重。但是这些在心内科医生看来显而易见的危及生命的情况,对于非专业人士来说,他们完全不能理解心电图反映的危险程度。我们会用比较浅显的方法给患者打比方,比如我们告诉患者,在心电图 12 个导联上已经有 9 个导联出现了严重缺血的改变,也就相当于一幢房子有 3/4 面的墙都发生了破损,或一架飞机 3/4 的引擎都出现故障。在实践工作中,通过这样的比喻,绝大部分的患者都能够理解病情的严重性。再比如,我们经常把心脏比作一所房子,房子着火之前表面看起来一切正常,但一旦着火,需要争分夺秒立即逃生。这一点所有人都能理解,描述心脏疾病的危险性完全可以用这个做比喻。

（崔　洁）

七、潜伏在肾上腺占位下的危机

　　内分泌科轮转的第一天，我和往常一样在早交班后开始熟悉自己床位上的患者，来到床旁与他们逐一交流。记得其中有一位大姐，皮肤黝黑、体形瘦小、目光无神，侧卧在病床上不断地轻声呻吟着，一些破旧的衣物用品散放在床的四周。病床边坐着一个表情淡漠、身材瘦小的男子，是她的丈夫。他们的文化水平都不高，甚至连自己的病情经过也说不清楚。几经询问，才知道她是因为发现了"肾上腺占位"而来住院诊治的。这类疾病在临床培训中较为常见，其鉴别诊断也清晰易辨，起初我并未觉得有什么困难，但偏偏她就发生了异常沉重的后续故事。

　　这位 46 岁女性，聊天中得知是一名无固定职业者。2017 年 9 月开始，每天下午都会出现发热，体温最高曾达到 39.6℃，每次半小时左右热度就会自行消退，有明显的乏力感。当地医院检查，考虑存在严重感染、贫血，伴有双侧胸腔积液、心包积液，抗感染治疗后并未改善，并逐渐出现皮肤颜色变黑、脱皮、气急、呕吐及厌食，直到完全不能自主行走。10 月 31 日,拮据的她终于下定决心来上海看病。内分泌科门诊医生发现她同时存在血压偏低、极低的血钠、双侧肾上腺占位和腹腔多发淋巴结肿大等一系列问题,敏锐地感到这个肾上腺占位并不一般,当天就果断地将她收入病房。

住院当日,她精神萎靡,血压极低,病情危重。科内的主任、主治们紧急召开了科内讨论,初步判断需要在两种可能性中进行鉴别:肾上腺皮质功能危象? 还是感染性休克? 这两个可都是危重紧急的大病,足以危及生命,但治疗却大相径庭,因此需要尽快拍板确定。经过快速检测和全面分析,初步诊断:感染性休克。于是,针对感染性休克的治疗全都上了,患者的生命体征逐渐平稳。

我们正准备针对她的肾上腺占位展开下一步诊治,突然,她的血红蛋白及血小板在几天内以不可思议的速度骤降,就像是被一头无情的猛兽给吞噬了。而白细胞水平却逐渐上升,甚至看到了幼稚的粒细胞。这些可不能单用感染性休克来解释的,也与肾上腺占位无关,药物也不至于此吧……这时,大家刚放下的心又重新悬了起来。

接下来理应进行骨髓穿刺检查,但这一次操作必须得冒着出血和感染加重的巨大风险。风险确实很大,但如果不走这一步险棋,坐等病情发展而无法明确病因,那么就失去了救治她的机会了。内分泌科的老师们召开了第二次集体商议,并请来了她的丈夫一同参与,最终一致决定:冒险进行骨髓穿刺活检。

值得庆幸的是,整个穿刺过程很顺利。在显微镜小小的视野下,出现了令人闻风丧胆的组织细胞噬血现象,再结合其他多项依据,可以诊断为"噬血细胞综合征"。血液实验室的骨髓活检病理检测也同步回报"B 细胞淋巴瘤累及骨髓可能"。于是,诊断更明确些,但这并未给我们带来任何欣喜。这是一种病死率极高的疾病,想要有效干预必须明确原发疾病。那么,这个患者能确定是血液系统肿瘤吗？我们需要尽快地找到进一步的临床依据以明确诊断。

患者进一步影像学检查报告提示"双侧肾上腺及腹膜后淋巴结肿大"，它们都藏在腹腔的深处，这意味着穿刺的难度极大，并且又要再次面对感染与出血等穿刺风险。在这危急且矛盾的紧要关头，内分泌科老师们第三次召开了集体商议，大多数医生都认为穿刺风险过大。权衡利弊后，淋巴结穿刺的方案被否决。

面对噬血细胞综合征以及可疑的淋巴瘤诊断，我们能否使用地塞米松进行针对噬血细胞综合征的治疗？倘若应用地塞米松，会浮现另一个矛盾：因为地塞米松的应用会影响血液系统肿瘤的诊断。我们立即邀请血液科进行会诊，血液科老师们一致认为，鉴于病情急速恶化，需尽快进行地塞米松的治疗。征得患者本人及家属同意后，即刻启动了治疗。3天后，她的脸上似乎有了些神采，愿意说话了，食欲也有些好转，甚至开始尝试下地走路。

然而，表情淡漠的丈夫并没有显得高兴，反而逐渐变得坐立难安。直到有一天，她丈夫提出了自动出院，经济本不宽裕的家庭早已捉襟见肘，现在已无力再承担任何医疗费用了。显而易见，此时结束治疗就意味着前功尽弃。我们心急如焚地多次劝说，并想办法帮着减免费用，但他仍坚持回去。焦灼之时，患者亲自找到了我们，她一边流着泪，一边说着同意她丈夫的决定。就这样，我们遗憾地看着她和丈夫离开医院。

这名患者的诊治过程，危机—转折—矛盾—曙光—放弃，跌宕起伏、充满风险，也令人唏嘘。我不禁反思着：

首先，普通的主诉，可不一定是普通的疾病。在诊治过程中，要摒弃思维定式，要有全身观、大局观。即使情况有好转趋势，但一旦出现无法合理解释的现象，就应立刻转变思维，全面复盘。有时，潜藏的真正危机，正是在初步治疗有效后才逐渐显现出来，我们必须时刻保持警惕。

其次，临床工作处处存在着风险和矛盾。小到常规检查，大到有创操作，都需要根据患者病情权衡利弊。多学科的协同，以及与家属的充分沟通，都有助于医生做出最佳的决策。

（王　凯）

临 床 伦 理 分 析

面对挑战时，医生需要坚守的原则

这是一个病情急转直下、诊疗困难又处处矛盾的棘手病例，对医生而言无疑是巨大的挑战与压力。

临床上，常见病的诊断就好似福尔摩斯探案，追根溯源、抽丝剥茧，最终能顺利找到真凶。然而，疑难病的诊断似乎很难顺理成章、一蹴而就，医生常常会遇到无法前进甚至无从下手的困境，更会因为诊断的不确定性而如履薄冰。临床治疗也同样具有挑战性。虽然大多数疾病都有着清晰可循的治疗指南或规范，但是每一个患者的具体病情、自我意愿、个人偏好都不尽相同，这无疑给制订治疗方案增加了难度，既要考虑病情治疗指征，又要兼顾患者个体化需求。

临床诊疗越是充满着巨大的挑战与不确定性，我们就越需要坚守最基本的伦理原则，最大限度地维护患者的权利与健康。

（1）患者至上原则。即始终以患者为中心，将患者利益放在首位。其具体内容，包括维护患者尊严和尊重患者、确保医患信息共享、鼓励医患共同决策、与患者及其家庭合作。

（2）最优化原则。即在诊疗方案的选择与实施时遵循以最小代价获取最大效果的原则。其具体内容，包括疗效较好、损伤最小、痛苦最轻及耗费最少。这要求医生在临床实践中将医疗技术判断与临床伦理判断相结合，以达到患者受益与代价的最佳平衡。

（3）知情同意原则。即医生在做出诊断或制订治疗策略时，必须向患者提供关于疾病诊疗、病情预后、收益风险及治疗费用等全面、充分、真实信息，帮助患者及家属正确理解、深思熟虑后自主做出选择。具体内容包括：入院告知、创伤性操作告知、诊断告知、治疗告知、临床试验告知及费用告知等。

（4）保密守信原则。即医务人员在对患者进行疾病诊疗过程中及康复后，均要保守患者秘密和隐私，并遵守诚信的伦理原则。该原则实施，必须以不伤害患者自身健康与生命利益、不伤害无辜者利益、不损害社会利益、不与现行法律冲突为重要前提。

（戴晓敏）

医 学 人 文 点 评

临床实践之如履薄冰、如临深渊

我们在临床上，每天会面对各种不同病情的患者；患者病情错综复杂，有时会存在各种诊治矛盾。然而，不管病情如何复杂，在诊疗方案选择上，我们要遵循临床常规诊治伦理。

本文中患者的病情进展及相关诊疗过程存在3个阶段。

第一阶段为入院时，初步判断病因可能为肾上腺皮质功能危象或感染性休克。这两个情况均属于急危重症，在鉴别不清的时候,不能为了等待检查结果而耽误治疗。我们要遵循患者最优化原则和知情同意原则。

我们可以判断一下,如果患者是肾上腺危象,主要治疗原则是补充糖皮质激素及补充液体(包括糖盐水),维持水、电解质平衡,确保血压等生命体征平稳;如果是感染性休克,主要治疗原则就是扩容、补液、抗感染,在广谱抗感染基础上进行糖皮质激素治疗。可见,两个疾病,即使短期内鉴别不清,但治疗方向上并不矛盾,但患者白细胞及炎症标志物升高提示存在感染,此时抗感染治疗也是必需的。所以,不管是上述哪一个病因,都需要采用类似的治疗方案。在这种情况下,要把抢救患者的生命放在首位,一定要积极治疗。在治疗的同时,观察患者对治疗的反应,即使调整诊断与治疗方向,进行病因的评估,千万不能为了等待检查结果而耽误治疗。

第二阶段,经过初步治疗,患者病情暂时稳定,后期检查结果也排除了肾上腺皮质功能减退,但出现一些无法用初步诊断解释的现象。患者的血红蛋白及血小板在数日内迅速下降,尤以血小板下降为甚。而白细胞水平逐渐上升,并偶见幼稚粒细胞。需要进行骨髓穿刺检查。此时又出现诊疗矛盾,由于骨髓穿刺可能有较大风险,遵循"知情同意原则",在与家属商量此项检查的必要性和利弊之后,取得了家属的同意,后决定冒险对这名患者进行骨髓穿刺活检术。随后的结果证实了这一决策的关键性作用,患者可诊断为噬血细胞综合征。

第三阶段,结合患者骨髓穿刺活检结果,需要进一步明确是否存在 B 细胞淋巴瘤。但确诊的前提是对病变部位进行穿刺。该患者无浅表淋巴结肿大,可进行穿刺的部位仅剩双侧肾上腺及肿大的腹膜后淋巴结,然而深部穿刺的风险因其操作难度较大而明显增加。而治疗噬血细胞综合征的地塞米松,必然会影响 B 细胞淋巴瘤的诊断，再次出现诊疗两难的境地。经内分泌科与血液科医师综合判断，患者一般情况不佳，进行深部穿刺风险过大，不宜进行，应迅速控制噬血细胞综合征病情，予地塞米松 15 mg，每日 1 次静脉注射治疗。

最后，非常遗憾的是，家属因家庭经济困难无法继续承担进一步诊治费用，坚决要求自动出院，因此失去了对这名患者结局的追踪。但整个诊疗过程不仅体现了医务人员在救治患者过程中丰富的临床经验，同时也体现了医护人员对患者健康利益的最大人文关怀。

（颜红梅）

八、"谵妄"的老先生

凌晨3点钟,一阵急促的电话铃声把我叫醒。电话那端传来护士焦急的声音:"2床老先生突然大吵大闹,家属安抚不了,快来看看患者!"

接到电话的我立即提起精神,来到病床边。只见患者已经把手上的输液针全部拔掉,一边挥舞手臂,一边嘴里说着:"不要用药了。""我要出院。"家属在一边好言相劝,处处示弱来试图安抚老先生。但是老先生完全不为所动,情绪反而越来越激动,开始责骂家属。

看过病史,眼前这位老先生78岁,因晕厥、肾功能不全和高血钙入院,在周转部住院1周后转入血液科病房,检查后最终确诊"多发性骨髓瘤",正在接受第1周期的化学治疗。诊疗过程非常顺利,老先生为什么会突然如此烦躁呢?

在确认了老先生生命体征平稳后,我尝试与他交流。我看见老先生由于情绪激动,头发散乱,衣服扣子也扣错了;言语间发现他思维不是非常有逻辑，有时思维跳跃，有时答非所问。我问："有没有不舒服？"他答："我已经住院很久了。"我又问："为什么不想用药？"他又答："我要回家了。"诸如此类。此时，脑海中出现了"深夜""老年人""肿瘤患者""化疗"等关键词后，我的第一反应是，这位老先生可能是谵妄了。我联系神经科医生，也给出了类似的意见。

在给老先生使用药物治疗之前，我略带疑惑地问了他一句："您有什么不开心、不满意的吗？为什么会突然情绪不好呢？"这时，老先生突然安静下来，停了一两秒后问我："医生，我能和你聊几句吗？""可以啊，但是现在很晚了，可能会打扰到周围的患者，我们去办公室里聊吧。"

随后，老先生随我回到办公室，我们长谈了一个小时。聊完以后，我忽然理解了他这次"谵妄"发作背后的原因。

原来，老先生入院前曾经有过晕厥，因此住到周转部后被要求严格制动，吃饭、大小便都不能下床，这极大地影响了他的生活习惯。比较明显的表现是，既往每天都有大便，但住院后连续1周都没有再解过大便。除了生活上感到非常不适，还和医生缺乏足够的沟通，老先生不能理解他为什么就不能下床活动。尽管他并没有直接表达出来，但是情绪上已经出现了抵触。之后，老先生病室里有其他患者去世，更是加重了他感情和情绪上的不适。因此，老先生强烈要求转到普通病房。

到了普通病房以后，经过检查和治疗，医生同意他下床活动，老先生的情绪才有所缓和。但是这次生病，原有的家庭矛盾逐渐暴露和激化，有些平时不在意的生活琐事也逐渐放大甚至影响到他与儿子的相处。看护过程中，儿子有些关怀不够的地方，就会引起老先生的伤心和委屈，但他不善于表达，只能窝在心里。同时，医生对疾病的解释也不够简单透彻，他始终对自己的病情不能充分理解。因此，老先生再次经历了情绪上的波动。

使用化疗药物后，患者身体出现了一些不良反应，如皮肤瘙痒、恶心及头晕等。加上之前就对病情不够理解，老先生对自己今后的生活非常不确定。他不知道自己能够活多久，不知道今后自己的生活会变成什么样子。在这个深夜里，患者回想自己的种种经历，长期以来一直被压抑的情绪终于控制不住，但老先生不知道该怎么释放，最终以"谵妄"的形式表达了出来。

讲完整个故事后，老先生说自己感觉已经好多了。深夜里打扰到医生和周围的患者，他很抱歉。我也安抚了他，最后他独自安静地回病房去了。

发生在这个老先生身上的故事给我很大触动。很多时候被诊断为"谵妄"的表面，背后可能都有未被知晓的原因。作为医生，如果简单地把谵妄本身作为疾病加以处理，而忽视了引起谵妄的深层次原因，很可能出现治标不治本、药物效果不佳的情况。医生不能只在乎患者的"病"，也要关注"人"的属性，通过沟通和倾听，读懂患者的经历，他们的所思所想，他们的困扰忧虑，才算做到了对患者的全面了解。在了解这些原因后，所谓的"谵妄"，可能只是每个人在经历了生病的过程后出现的正常的情绪反应。和患者多沟通、多交流，通过心理关怀，很可能不需要药物就可以使症状好转。如果我没有听老先生倾诉，而是简单地用药，今后他很可能会再次出现类似的症状，然后不断重复"谵妄"发作-用药治疗的过程，直至某个时间有人认真听完了他的故事，打破了这个"恶性循环"。每个人在生病住院前都曾有不同的经历，或许平淡，或许热烈，或许冷清，或许温情。这些迥然不同的经历，会影响患者在医院里的表现。我们平时在忙碌的工作中，可能没法做到倾听每个患者诉说他们的心路历程。但是，还是应该尽己所能，多点耐心，多点关怀，不要让"谵妄"蒙蔽眼睛。

（周　游）

尊重精神疾病患者的人格和权利

精神科疾病是由于人的大脑功能紊乱或失调所致,患者的自知力、自制力和决策能力存在不同程度的减退或丧失。因此,在精神科疾病诊疗过程中,存在着其特有的伦理问题与要求。

首先,要尊重这类特殊患者的人格和权利。疾病本身会影响患者不能正常学习、工作甚至自理生活,更为常见的是,他们还承受着来自社会甚至亲友的嘲笑、冷漠与歧视。因此,在医护提供诊疗的过程中,应将精神异常的患者作为一个常人来尊重,不仅诊治疾病、减轻痛苦、促其康复,给予理解、同情关爱,而且尊重如隐私权等各类患者权利。

其次,在临床怀疑精神类疾病可能时,需要严谨慎重、避免草率武断,尤其需警惕是否存在全身疾病或是情绪等诱因;仍在临床存有可疑时,请精神心理专科医师进行诊断与评估,必要时可实行复诊,以避免误诊。

再者,在给精神类疾病患者制订治疗策略时,需优先选择非药物治疗或不良反应小的药物进行治疗,以减少患者痛苦。若患者具备自知力,医生仍需将病情、诊断、治疗、预后等告知患者,让患者有权利、有机会做出适当选择。若患者由于疾病原因不具备决策能力时,则由代理决策人考虑其个人意愿或最大利益,代为做出决策。

(戴晓敏)

耐心，有多种走向的可能

"心理科的诊断，许多就是医生的傲慢与偏见。心理问题如同光谱，常常没有绝对的边界说是有病还是没有病。数分钟的问诊，就能给人下一个深感屈辱的诊断。这是专业、理性、客观还是傲慢与冷漠呢？"曾有朋友在经历了短暂的问诊后，轻易被打上心理疾病诊断标签后，带着失望与质疑这样对我说。我没有想到，一位拥有精深知识的专家，有时候也会面对这样严厉的批评。

周医生故事里的老先生比朋友幸运得多，遇到了一个愿意花一个多小时去倾听他的医生，他的"谵妄"就这样被治愈了。老先生的故事如同一个经典的案例，让我们了解到一个神志不清、语无伦次、情绪激动的"谵妄"患者，在医生倾听他发病时所经历的背景故事后，跳出教科书的框架，判断"谵妄"情绪表象下面的原因。这个故事带给我们的是很好的宽慰，它提示：通过耐心，有多种走向的可能。

我们在初次踏入医学院的时候，都觉得医学是人文的、灵动的、思辨的及关爱的。无论是错综复杂的病因线索，还是扑朔迷离的复杂症状和体征，医生都能把复杂变成清晰，如同福尔摩斯，最后一定能够探寻到疾病的真相，妙手回春，药到病除。只是，好像越往前走，医学最初的"灵气"慢慢褪去，消失不见。日复一日繁重的工作以及持续的压力，看到一个个病例，再也不是一个个活生生的人。理性、客观及高效，仿佛穿上了安徒生童话中的红舞鞋，一刻不停地旋转，没有时间，也没有耐心倾听，通过患者症状、体征和检查数据，迅捷作出诊治决策，虽然偶尔耳边还会响起威廉·奥斯勒（William Osler）的话，"倾听你的患者，他在告诉你诊断。"

我很喜欢周医生讲述老先生"谵妄"的故事，每一个生命，都渴求被爱，被看到，被听到。倾听患者的声音，这个问题比我们想象的要复杂得多。每个患者，在身体受到病痛折磨时，通常精神也会受到困扰。即使是高年资的医生，在精神科方面拥有精深知识的专家，在面对复杂的患者情况时，也会受到困扰。期望医生都能够带着刚刚毕业时的初心，跳出经验的框架，不带着任何偏见，去凝视一个个患者，因为他们不仅仅是病例，也是一个活生生的、具有不同背景与经历的人。

（金雪娟）

"谵妄"是综合医院内外科最常见的精神科问题之一，其临床表现和处理是精神医学的重点内容之一，相信不论哪个专业的同学都可以背得滚瓜烂熟，然而考试重点、临床常见疾病平时背得熟就一定意味着容易处理，并且能够处理得当吗？

越基础，才越见真功夫啊！

在故事中，作者差一点就上了"当"。情况紧急，诊断又明确，那就直接上药呗。按说，这样的处理并非算"错"，但是越是基础的地方，越是细节的地方，越是见真功夫。庆幸作者一时不忍用药，花了一点时间和患者"聊天"。

甚至在作者的眼中，这一个多小时可能仅仅是那天相对比较空，和患者随意"聊了几句"；但在我看来，这不仅是作者时刻牢记"为患者服务"的精神，更是临床基本功的综合体现。那一个多小时的聊天，既详细地询问了病史，又了解了患者的家庭背景和结构关系，对患者的整体性格有个把握，同时还对患者的情绪起到了很好的疏导宣泄的作用。这才是真正的"去除诱因、改善环境"！

苏格拉底说:"医生有三件法宝——语言、药物和手术刀"。对于内外科医生来说,常常会存在这样一个误解,觉得自己又不是心理医生,也不懂什么心理治疗,平时只要言语客气一点,态度温柔一点,就可以了。这样的观念不免有些狭隘。这里的"语言"不仅仅是"说话",还是一种时刻心怀患者,把患者当人的思想体现,更是时刻牢记临床原则,凡事坐实做细的精神体现。回过头看这个故事,作者没有用药,凭着"三言两语"让问题浮出水面,再凭着"三言两语"将问题一一梳理,慢慢解决。

　　在教材上,谵妄的处理原则"去除诱因,改善环境,对症处理",看着只有这 12 个字,真正做到却是考验基本功,考验医德人品!

(叶尘宇)

九、难圆的谎

临床工作中我遇到过许多患者和他们的家属,其中让我久久不能忘怀的是一个17岁的少年。

初见

2018年的一天上午,神经内科病房31床新收了一个年轻人——下肢乏力半年,门诊接诊医师考虑肌萎缩侧索硬化可能,也就是公众口中的"渐冻人"。他住在同组另一位医生所管的床位上,起初并没有引起我的注意。当他的床位医生问好病史回到办公室时,护士突然冲了进来:"31床床位医生,你快去看一下,患者的爸爸要走!患者还没成年,怎么能一个人住院呢?"寥寥数语,已勾勒出了一个"不负责任"的父亲形象。对于大多数中国家庭来说,孩子生病往往是头等大事,我们也常常见到被众多家属簇拥着住院的孩子。而这个孩子,只有父亲这一位家属,现在却又要离开医院,不能说不反常。

他的床位医生,气势汹汹地冲了出去。等他们再次回到办公室时,我听到了医生愤愤不平的指责,而这个父亲就沉默着,直到医生控诉完,他才低沉地说:"我要去打工,赚孩子的医药费和我们的生活费。"这句话朴实而平淡,却使我心头一震。意料之外,却又在情理之中。我从繁重的病案工作中抬起头,望向这位父亲,他留着络腮胡子,身材微胖,皮肤黝黑,眼神却格外真诚。他的床位医生显然也愣住了,请来了主治医生与这位父亲谈话。最后,还是同意他回去了,但是与他约定,有事及时电话联络。

再见

查房的时候,我见到了那个 17 岁少年。他个子高高的,略显瘦弱,笑起来温柔而腼腆,好像不应该出现在病房,而是校园剧里乖巧的好学生。唯一不协调的,是与身材比例不搭的肥大的小腿,暗示着肌肉组织支撑起这具身体的卓绝努力,但正是这不起眼的细小变化,仿佛棉花糖中的一根刺戳痛着医生们的神经。少年常常安静地站在床边读书,似乎很适应一个人的住院生活。"姐姐,我想好好学习,以后考大学。"他说话时总是用那双亮晶晶的眼睛直视着对方,眼神中饱含的是对知识的渴望。我还经常在走廊遇到他,他说上楼梯很困难,于是就从病房走到楼下,再坐电梯上来,用这样的方式锻炼身体。他的语气里充满了希望:"姐姐,我发现了这个锻炼的方法,还不错吧?"可是,他患的疾病与其他人不同,一旦确诊,他越努力地运动,病情就可能恶化得越快。如同霍金一样,"渐冻人"会一步一步丧失力量,开始不能跑,然后不能走路,再后来不能站立、坐在轮椅上,最后躺在床上,逐渐失去呼吸肌甚至心肌的功能。想到这些,我心中对他更加同情和怜惜。望着他闪闪发光的眼睛,我躲闪着说:"你不要着急,好好休息,不用急着锻炼。"

后来,孩子的肌电图和其他检查结果都出来了,提示脊髓性肌萎缩(SMA)的可能性很大。主治医生将他的父亲请了回来,建议做一个基因检测以明确诊断。我在走廊上遇到了这位父亲,他双脚不安地踱着步,左手局促地握着衣角,原本魁梧的身躯恨不得缩成一团,缩进手上的手机里。我听到他在电话里跟自己的女儿借钱,借 4 000 元基因检测的费用。在中国,有许许多多的家庭不惜为孩子付出几万块、几十万甚至几百万的医疗费用。可是对这个家庭来说,拿出 4 000 元的检测费用都极其困难。听说孩子的母亲在他 5 岁的时候患白血病去世了,他的姐姐也结婚离家,家里只有他和父亲,生活的拮据可想而知。我更加强烈地希望他不是患上运动神经元病,因为我知道对这个家庭来说,这类疾病晚期的护理费用、呼吸机费用等更是难以承受,我实在是不能想象这个阳光好学的男孩最后可能的结局。

说谎

基因检测的结果还是来了。周五晚上,工作群里发出了他的检测报告,确诊脊髓性肌萎缩。这是一类由脊髓前角运动神经元变性导致肌无力、肌萎缩的疾病,属于常染色体隐性遗传病。也就是说患者的父母分别携带了至少一个致病基因,同时遗传给孩子,孩子就会发病。

第二天恰好是我值班,一想到这个男孩,我的大脑就涌入很多的想象和情绪,我仿佛已经看到他躺在床上的样子,却又无能为力。我不想见到他,因为不知道该说什么。

"姐姐,我的检测报告出来了吗? 你们知道我得了什么病了吗? 我应该吃什么药呢?"他又用那双真诚的大眼睛望向我。此时此刻我应该说些什么呢? 他还没有成年,我不能直接告诉他病情吧? 就算能告诉他病情,他问我怎么治疗,我怎么说呢? 不告诉他实情,我又该怎么解释呢?……

"报告还没出来。你现在好好休息,好好学习,多吃蔬菜、水果……"我在慌乱之中选择了说谎,还是一个拙劣的谎言,支支吾吾,磕磕巴巴。我说完就以最快的速度逃跑了,跑的时候好像看到旁边床的患者在偷偷地笑我。

最后的最后

周日,主治医生与男孩的父亲沟通了病情。

隔天是周一,他父亲直接办了出院。

他们走的时候,送了我们一人一袋当地的特产酥饼。我还记得男孩送我们酥饼时笑得很腼腆,那袋饼朴实无华,既没有精美的包装,也不像名牌礼品。可是,我却很感动。我们帮他明确了诊断,能提供的治疗帮助却很有限。我不知道这个4 000元都拿不出的父亲,是怀着怎样的心情去购买的酥饼。我也怀着一份不为人知的愧疚,在这个美好的少年向我求助时,我没有提供有效的帮助,甚至还说了一个谎。在那之后,我都常常想起他,想我到底应该怎么做才能更好地帮助他?特鲁多说医生总是在安慰,可是我到底应该怎样安慰我的患者呢?

在我国,这样的病例其实并不罕见,对于这些患者我们医生又能做些什么呢? 2019年,诺西那生注射液在中国上市,成为国内首个治疗脊髓性肌萎缩的药物,新的药物带给患者新的希望。听说故事里的少年还在我们医院门诊随访,衷心希望他有一天能够用上新药,获得新生。也希望我们这代人能够不断钻研,有所突破,让越来越多的疾病有药可医。

（唐　璐）

临 床 伦 理 分 析

未成年人的知情同意

故事的主角是一名17岁少年,根据《中华人民共和国民法典》

第十七条、十八条规定"不满十八周岁的自然人为未成年人",这位小患者被判定为未成年人。未成年人享有最基本的健康权,但由于其在智力水平、社会阅历、认知能力和控制能力等方面未达到成熟水平,因此在民事行为包括医疗行为中仍为限制行为能力人,需要其法定监护人进行代理决策。

在未成年人的诊疗实践中,最为突出的伦理争议问题是知情同意原则的履行。由于缺乏或部分缺乏自主能力,医生通常向未成年人父母或其他亲属告知病情、沟通交流、做出决策,知情同意权通常由他们代为行使。但是,应当警惕代理决策人背离未成年人利益的情况。例如,存在性别、血缘、生理缺陷等偏见或歧视,本着有利不伤害原则,医生有义务予以提醒、帮助、限制,甚至诉诸伦理委员会。

值得注意的是,随着社会快速发展与教育不断完善,如今的未成年人具有超越年龄的心智成熟,也有强烈的个人意愿与偏好选择。尽管法律上仍然对他们作出权利的限制,但是从伦理角度来看,仍需要在一定程度上尊重他们的自主性。一方面,尽管目前没有一致的客观标准判定未成年人的知情同意能力,但是大多数国家法律规定由未成年人与监护人共同临床决策、共同参与并签订知情同意书,部分临床研究也同步提供了"未成年人版知情同意书",以充分保障未成年人的知情权与自主权。另一方面,各国学者们正在积极寻找更为客观的知情与决策能力评估工具,尤其是对16～18周岁未成年群体,绝不仅以"全"或"无"的标准去武断评判,而是尽可能地客观评价、尊重认同。

（戴晓敏）

医 学 人 文 点 评

善意却难圆的谎

　　现代医疗进展最明显的特质之一就是医患关系已经从传统的主动-被动模式,转变为指导-合作甚至共同参与模式。在这一过程中,患者对知情权和自主权的需求一直在增高。对于临床医生,首先我们要意识到"谎话是很难圆的","善意的谎言"也会让患者对治疗过程产生不信任。由于患者知识水平的提升以及各种健康科普知识的普及,很多患者还会在网络上查找相关知识。因此,当医生的诊疗建议和患者本人的体验、预后以及相关所获得的信息不符时,患者会充满疑惑,产生对医生的不信任,从而反复到处就医,不仅耗费了大量的精力、财力,而且"善意的谎言"也剥夺了患者的选择自由,使他们不能真实地了解到自身的境况,无法对有关自己健康的问题做出个人的判断,从而不能正确表达自己的意愿,往往会影响最终的治疗效果。例如,本例中的患者,最终通过基因检测被诊断为脊髓性肌萎缩,尽管在就诊当时仍无有效治疗方法,但是 2019 年上市的诺西那生注射液可有效治疗该基因型的患者,但目前国内一支要 70 万元人民币。是否需要进行基因检测? 是否能承受高额的费用? 临床医生很难了解到患者家庭的具体经济状况和治疗意愿,只有和患者及家属充分的沟通和交流,才能最终制订切实有益于患者的治疗方案。因此,在医学生的培养过程中,必须让他们认清临床决策的复杂性,能够在法律、伦理的指导下,结合患者的病情和家庭情况与患者一起制订最有益于患者的治疗方案。

因此,多部法律都规定了医生有向患者如实告知病情的义务,如《侵权责任法》第55条:"医务人员在诊疗活动中应当向患者说明病情和医疗措施。需要实施手术、特殊检查、特殊治疗的,医务人员应当及时向患者说明医疗风险、替代医疗方案等情况,并取得其书面同意;不宜向患者说明的,应当向患者的近亲属说明,并取得其书面同意。医务人员未尽到前款义务,造成患者损害的,医疗机构应当承担赔偿责任。"《执业医师法》第26条规定:"医师应当如实向患者或者其家属介绍病情,但应注意避免对患者产生不利后果。"从这里我们可以看到,知情权并不是简单地把结果告诉患者,而是要有策略、有方法地与患者进行沟通,这涉及很深层次的沟通技巧和判断艺术。

如2012年《欧洲神经病学联盟肌萎缩侧索硬化(ALS)临床处理指南》就专门提出:"将ALS诊断结果告知患者是需要技巧的,如果沟通不当,容易使患者产生一种被抛弃的感觉,从而破坏医患关系,后果可能是毁灭性的(Ⅲ级)。在一份调查中,超过一半的患者向护理人员称他们对医生跟他们沟通诊断结果时的态度不满(Ⅳ级)。在对其他致命性疾病的调研中发现:沟通时采用一些特定的技巧是有益的,比如概述在表1中的这些。采取有效的沟通策略,患者和护理人员会更加满意,同时会将更多的时间和精力花在对诊断的讨论上(Ⅳ级)。生硬地宣布诊断结果,可能会影响患者家人/护理人员在失去亲人后的心理调整(Ⅳ级)。"因此,要注意的是,和患者的沟通要遵循不伤害原则,也就是在诊治、护理过程中避免使患者的身心受到损伤。这就要求医务人员以患者为中心,坚决杜绝有意和责任伤害;防范无意但可知的伤害,把可控伤害降到最低限度。即使无法治愈疾病,我们也要想办法帮助,或者安慰患者。

但是如何有效地安慰患者,对临床医生其实是个很大的挑战。传统的医患关系基于同情心观点，经常要求医生"鼓励患者"，以帮助患者战胜病痛。但这种方式对危重症及绝症患者，往往不仅无效，而且有可能引起患者的反感，觉得医者无法体会到自己的痛楚。患者往往需要的不是同情，而是共情。因此，对于 ALS 患者，我们成立了"渐冻人关爱互助协会"，通过建立病友群，和患者在非医疗场所进行"恳谈会"，定期随访患者，给予营养、呼吸、康复及护理方面的建议，最大限度地使患者延长生存时间，提高生活质量，从而使患者觉得自己没有被"抛弃"。

　　医疗最难的永远不是技术。和谐的医患关系，不仅能让医患一起承担风险，让医术发挥到极致；更可以抚慰人心，让患者可以平静地对待疾病。谎言永远是难圆的，只有坦诚相待，才能相互信任，共御病魔，让患者坦然地面对疾病。医术有穷，仁心无限，正谊明道至精诚。

表 1　医生如何告知 ALS 患者诊断结果

任务方面	推荐意见
地点环境	安静、舒适和私密的
组成部分	本人，面对面
	方便（充裕）的时间（最少 45～60 分钟）
	足够的时间来确保没有催促或被打断
	与患者坐得近一些，保持目光接触
参与者	在会面之前对患者和他的家庭要有所了解，包括性情、所处的社会环境、病史、所有的相关检查结果。所有的方面都要掌握
	通过网络获得患者亲属的支持，如果会面时通过网络参与交流的患者亲属比医务人员多，会有好处。如果可以的话，最好有临床护士或者社会咨询师在场

说些什么	弄清楚患者对现在的状况了解多少
	确定患者想对 ALS 了解多少，并据此确定这方面的信息量
	在要宣布坏消息之前，先给一点提示
	全部的诊断结果和事实真相可能需要逐步告知
	要使用准确的有关 ALS 方面的术语，不要用诸如"运动神经元的磨损和撕裂"之类的话语
	解释疾病在解剖学上的问题（可以简单地绘图）
	如果患者表示想知道疾病的进程，实事求是地告知可能的进展和预后，但要给一个宽泛的时间范围，同时承认任何预测都是有局限性的
	需要说明目前还没有治疗的部分，症状会逐渐恶化
	需要说明预测很可能是不准确的，一些患者可以存活 5～10 年甚至更长
	接受同时试探患者的反应，认同其情绪反应
	将讨论的内容进行口头、书面总结和（或）录音
	要留出提问题的时间
安慰	承认这是毁灭性的坏消息，但要谈到希望，比如正在进行的研究、药物实验和疾病的多样性和可变性
	说明 ALS 的并发症是可以治疗的
	要让患者知道，为了维持身体功能，医生会进行各种尝试和努力，患者的治疗决定会得到尊重
	告知患者支持组的情况（提供联系细节和宣传材料）
	告知神经保护性疗法（如服用利鲁唑片）和正在进行的研究
	谈论参与实验性疗法的可能性（如果有的话）
	承认患者再寻求其他医生诊断的意愿，如果患者希望的话

如何表达	情感方式：温暖、关怀、同情及尊重
	诚实而富于同情，但不伤感
	以患者的节奏告知信息，允许患者表达他或她的想法
语言方式	简洁而直接，谨慎选择语言，不要用婉转语言或者医学术语

引自 2012 年《欧洲神经病学联盟肌萎缩侧索硬化（ALS）临床处理指南》。

（冯国栋）

十、为失踪患者疯狂点赞

在消化科学习时，我遇到一位腹水原因待查的患者。

这是位中年女性，腹水中发现了腺癌细胞，考虑腹盆腔恶性肿瘤。可是，寻找肿瘤原发病灶却遇到了困难。腹盆计算机断层扫描（CT）只看见肠道和卵巢均有增厚，正电子发射计算机断层显像（PET－CT）也未有更多提示，腹水量太多又无法做肠镜检查……一连数天的检查，患者和家属一遍遍地抱有希望，又一次次地失望而归，显然他们正逐渐失去耐心。

主治医生和我这个床位医生也都有些着急，明知有肿瘤却又看不见、摸不着。积极控制腹水稍有成效，我们赶紧与肿瘤内科会诊协商，一致认为此时肠镜检查风险较小，有助于明确病灶及性质。我们和患者沟通了目前情况、肠镜检查的必要性与风险，希望征得她的同意。几次谈话，患者的态度并不明确，她的丈夫始终没有出现，女儿虽一直陪伴左右但尚未成年，其他几个姐妹也是频繁轮替，没有家属能够共同参与决策。于是，唯一可能明确诊断的肠镜检查,也被迫停滞了。

就在这样的胶着之中,突然有天下午,患者和家属背着包匆匆忙忙地离开病房。当时,我正忙着收治其他新患者,穿梭在病房和办公室之间,经过病房走廊时刚好遇到走在最后面的患者女儿,她手上正拿着洗漱的小盆。我好奇这是要干什么呀?我记得今天下午没有安排检查,患者外出是做什么,还要带上生活用品?于是问道:"你们干什么去?"患者女儿支支吾吾,没说清楚就匆匆离开了。

我继续忙着收治新患者,等回过神来去病房一看,患者桌上、床上的东西已被全部收拾干净了。我一惊,第一反应是患者跑了?原发肿瘤还没查清,患者和家属怕是已经没了耐性,难道不查不治了?还是被医托给骗了?护士也闻讯而来,觉得收拾得异常干净不合常理。

于是,马上联系了医院防保科和上级医生。同时,我着急地拨打患者入院时登记的电话号码,可始终没人接听。越是没人接听,我就越是着急,一遍遍地拨打希望能联系患者,不知不觉已拨了十几次。一开始是焦急,后来甚至有些恼怒了。为什么医生对患者的关心,就这样被拒之不理?我们哪里做错了吗?

过了几个小时,患者和家属回来了。家属直接冲到办公室,对着我一顿控诉:"难道是怕我欠费逃走吗?电话一直打,一直打!你们查了这么久都没查清楚,我自己出去找专家看看怎么了?"我一下觉得委屈,想要反驳。作为床位医生,我打电话的本意是想要联系到患者和家属,询问他们的去向,这是再正常不过的事情,却变成了他们口中的其他用意。我真白担心他们了!早知道他们是这样想的,我何必关心他们!

他们自己跑去看肿瘤内科的专家门诊,但殊不知,他们看的专家正是我们每日在联系讨论的肿瘤内科会诊医师。我们已经请了肿瘤内科专家参与诊疗,隔日电话沟通病情,共同商量着创造条件做肠镜以明确诊断。

我觉得既委屈，又生气，话到嘴边，但还是忍住了。患者和家属也快快不乐地离开了办公室。

现在，静下心重新审视这次"医患沟通"的小冲突，庆幸当时没有进一步升级为吵架、谩骂甚至肢体冲突。我记得医院的"医生安全知识讲座"中有提到，医患冲突的处理原则中包括了"重视""预防"与"降级"。我也进行了对这件事的自我反思：

首先，因为病情复杂、诊治曲折，患者和家属就容易产生不满意和不信任，医生应该多沟通、多交流，积极推进诊治以解除或降级矛盾，同时还要重视与预防临床冲突发生的可能。

其次，要控制好自己的情绪，冷静地处理问题。例如，护士已经上报防保科，医院可通过正规、有效的手段寻找患者，我无须在无人应答的情况下反反复复打电话，让情绪"失控"、行为"固执"，这对于解决问题没有任何帮助，只能激化矛盾。

最后，我要摒弃"自以为是为了患者好"的想法与心态，而应该多些共情、换位思考，多站在患者和家属一方去客观地审视与思考。如果等大家情绪都平复了，我再关切地去问一问情况，想一想办法，也许事件的结局会更接近双方所期待的样子。

（王凯旋）

临 床 伦 理 分 析

以爱之名

这是个复杂病例，诊断迟迟不能明确，腹胀着实难挨，等待让人焦灼，医患之间的交流变得越发紧张。患者和家属，此刻像个"叛逆的孩子"，心中满是不明白、不理解、不耐烦，偷偷跑着出去想要自己"想想办法"；而我们的医生，更像是位"关心则乱的父亲"，默默地尽心尽力却拙于"表达"，面对"不被理解""不辞而别"，几近"疯狂"。这样"父与子"式的医患关系，我们也称为"父权主义"或"家长主义"医患模式，最早由帕森斯在《社会系统》一书中提及，即医生受到患者信托而全权代表患者的健康权益，在医疗活动中不考虑患者对疾病诊疗的具体愿望和主张，甚至代替患者做出种种具体决定。父权主义医患模式是一种传统的医患交往模式，由于医生具有医学知识和技能上的权威性与垄断性，以及做出诊疗决策的理性和自主性，因此患者是处于服从与配合的地位，他们的价值观、治疗意愿等往往被忽略。尽管今天我们的认知与实践均已经转变成为"以患者为中心"医患模式，但是不可否认，在某些时刻我们仍然不可避免地存有家长式的掌控欲与焦虑感，"明明我是为了你好，你怎么就不能理解呢？""明明这样做是更好的选择，你为什么非要那样做呢？"尤其是当诊疗遇到困难与挑战，需要患者"更明白""更配合"，而患者恰恰"不听话"并表达出更强烈的个人意愿之时。父权主义模式的弊端显而易见，很可能激起患者的负面情绪，如"反感""逆反""愤怒"，甚至"憎恨"等，只会使问题变得更复杂，决策更困难，甚至影响诊治进展与治疗效果。

随着社会高速发展，患者的文化教育水平越来越高，医学科普的途径与内容越来越多，医生的"权威与特权"被逐渐削弱，患者的"个人意识"正逐渐崛起，医患关系势必也将发生巨大的扭转。今天"以患者为中心"的医患模式，强调医生需要以友好、开放、共情的态度，以倾听、反思与合作的行为，去了解患者的个人意愿、需求与偏好。唯有让患者真正感到"平等"与"尊重"，他们才会愿意参与诊疗决策，发挥个人主观能动，并对自己的健康负责。

（戴晓敏）

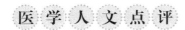

站在患者的立场上思考

　　人类生活离不开人与人之间的沟通。医患沟通，就是医患双方为了治疗疾病，满足患者的健康需求，在诊治疾病过程中进行的一种交流。医患沟通不同于一般的人际沟通，患者就诊时，特别渴望医护人员的关爱、温馨和体贴，因而对医护人员的语言、表情、动作姿态、行为方式更为关注、更加敏感。这就要求，医务人员必须以心换心，以情换情，站在患者的立场上思考和处理问题。

　　医者很难有各种疾病的亲身体验，因此，当患者向医者诉说他的痛苦、陈述他的感受时，不一定都能被医者理解，唤起医者的共鸣；同样，当医者表达诊疗意见、提出配合要求时，也不一定能完全被患者领会、赢得患者的信任。医患沟通是一门值得研究的学问，医者的交流、沟通水平直接或间接地关联着医疗的质量、效率和效益，影响着社会精神文明和物质文明建设。

　　在我们的这个临床故事中，医生主人公与他的患者之间就出现了一定程度的沟通障碍，并对临床诊疗造成了部分的影响。因为故事中的患者病情较为疑难，诊治过程相对困难且曲折，本身的病痛再加上求医过程的艰辛对患者及其家属的心理造成了影响，使他们对治疗疾病的信心及对医护工作的信任发生了动摇。因此，在临床工作中，我们针对这种类型的患者及其家属，更应该注意医患沟通的方式方法,更应该警惕或者预防相应的不良事件。

医患沟通中需要注意以下基本原则:以人为本的原则、诚信和换位原则、平等和尊重原则、同情原则、依法和守德原则、克制和沉默原则、整体原则、保密原则、反馈原则、共同参与原则、适度和距离原则。在平时工作中,我们要时时提醒自己这些医患沟通的基本原则,避免出现违背原则的情况,凡事都要做好两手准备。以本故事为例,当主人公发现自己所经管的患者突然离院后,既要本着诚信、尊重及同情等原则,对患者及其家属的反常举动保留善意的推测,同时也要从整体原则出发,按照医院相关制度对患者的去向进行合理的调查。这样,不仅能妥善地解决相关的临床诊治以外的突发情况,也是对患者及其家属的尊重和保护,可谓一举两得。

那么,对具体操作而言,针对这一临床小故事中主人公所遇到的困难,我们有什么地方可以进行改进呢?我们来回顾一下医患沟通有哪些方式方法:预防为主的沟通、变换沟通者、书面沟通、集体沟通、协调统一后沟通、实物对照讲解沟通等。针对目前这一临床诊治以外的突发状况,如果事先掌握患者及家属在入院时及入院后因疾病本身的诊治困难和对医护信任度的降低所表现出的焦虑和烦恼,那么在入院时和入院后的一系列沟通中主管医生就能够将该患者作为重点沟通对象,针对性地进行沟通,并将该患者的临床相关事件作为重点内容进行交接班,做到心中有数、有的放矢地做好交流工作,从而避免事件发生。当主人公在事件发生时与患者及其家属沟通有困难或者障碍时,应另请其他医务人员或上级医师与其进行沟通;另外,此文中主人公打不通患者的电话,也可以尝试发送短信询问和劝解,有时书面沟通方式也是一种缓和气氛的方法。除了医生与患者沟通以外,在本故事中,还可以采取集体沟通的方式,比如向护理部、医务处等部门及时汇报和报备,在沟通前,医-医之间、医-护之间、医-行政部门之间要统一认识,然后由上级医师对家属进行解释和沟通,避免患者及其家属对医院产生不信任和疑虑的心理。

因此,我们在临床实践中与患者及其家属进行沟通时,要保持诚信、尊重、同情和耐心;要多倾听,多听患者和家属说几句;多介绍,多对患者和家属说几句;在进行沟通前要掌握患者的病情、治疗情况和检查结果,掌握医疗费用情况,掌握患者及家属的社会-心理因素;也要多留意沟通对象的受教育程度、对沟通的感受、对疾病的认知程度、对交流的期望值,以及其情绪状态,同时留意自己的情绪反应,学会自我控制。

(吴盛迪)

第三篇 信任与合作

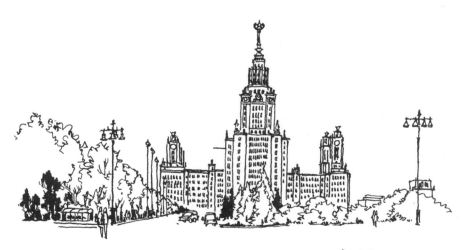

莫斯科大学
朱锋 2006.6.15.

人类的实践和认识推动着医学科技的突飞猛进，日新月异的医药技术帮助医生快速地诊断和有效地治疗疾患。与之同时，医生和患者的诊疗模式被演变为：医生—冷而炫的机器—患者—疾病—医生，医生—新型药物—患者—疗效—医生。医生和患者的沟通时间被挤兑，医患的物理距离和心灵距离且行且远，医患矛盾纷至沓来。

构建和谐的医患关系成为当前全社会关注的焦点和期盼。医者，多点时间、多点耐心，去倾听、去感受患者的体验，让患者主动介入医疗决策，尊重患者的自主选择，成为有温度、有情怀的"白衣天使"。

信任是合作的基础，医患关系是一种特殊的人际关系，只有相互信任，才能建立和谐的医患关系。

（姜林娣）

十一、医生，我还没讲完！

　　这是我在中山医院肾内科病房轮转普通又忙碌的一天。一如往常，我准备按照流程进行工作——交班、查房、办理出院、收新患者……可早上 8 时刚过，刚交完班，预约今日下午住院的新患者，就已经站在了办公室门口。我抬头一看，是一位年近七旬的老太太，有点消瘦，眉头紧皱。

　　护士老师雷厉风行地给老太太安顿好了床位，我也很快来到了她的床旁。还没等我开口问，老太太马上就说道："医生啊，我头晕，喘不过气……我好像发烧了，没力气，吃不下饭，也睡不着觉……我肚子痛，肚子一直咕噜咕噜地叫，我一会拉肚子，一会便秘……我一直想要尿尿，晚上睡觉也要尿，我脚也发软……"

　　天啊！这无穷无尽的主诉，排山倒海，轰炸而来。我的内心，好崩溃啊！不仅如此，一大堆的不适主诉，好像有关又好像无关，让人无从下手。我只好硬着头皮，立刻抓起患者从包里掏出的一大沓看病资料，有些烦躁地翻阅着，希望能找到些头绪。突然，我看到门诊病史记录上，赫然写着诊断"泌尿道感染"，仿佛看到了救星一般。好呀，那就按感染的思路来问病史吧。

我清了清嗓子，主动打断了她："接下来，我问你答！"于是，我不由分说地占据了问诊的主动权，一边询问着她的症状，一边翻阅着外院就诊资料，越来越多的证据支持着"泌尿道感染"的诊断。经过 20 多分钟的"直接"问诊和"针对性"查体，我自认为基本弄清了她的病情。这是一个老年女性，2018 年 5 月反复出现解尿疼痛，先后 4 次就诊于不同医院，均诊断为"泌尿道感染"，反复给予头孢地尼、左氧氟沙星及阿莫西林等多种抗生素治疗，感染控制不佳；2009 年，因"子宫内膜癌"行全子宫、双侧附件切除术，术后接受放疗……

尽管外院资料中满是不同时间的腹部 B 超、CT、MRI 检查结果，以及无数张血常规、尿常规、尿培养报告，但是这次入院也还是少不得重复血常规、尿常规、尿培养等检查。我开好医嘱，告诉她现在就可以去做检查了。也不知道她从哪里拉来一把椅子坐下，着急地说："医生！我还没讲完呢！"

还没等我回答，一位中年女士快速走进办公室，直接打断了她："妈，可以了，我们先把医生开的检查做了。"很显然，这是患者的女儿，虽然着装得体，但依然掩饰不住疲惫的神色，似乎好几天没好好休息了。

"哎，等等！医生，我真的还没说完呢！我肚子还痛，还会咕咕叫……"老太太不依不饶地继续说着。

"妈，别说了！别家医院主任都说过好几遍了，肚子痛、肚子叫，那是术后放疗肠粘连！"女儿也显得有些不耐烦。

"医生，这是我的肠镜和磁共振检查报告，你再帮我看看！"老太太似乎没有听见女儿的讲话。

"妈，这是肾内科！不看肠子的！"母女俩就这样争执着。我瞄了一眼患者的肠镜报告"……进镜 10 cm，因患者无法耐受未能继续进镜，所见直肠无明显异常"，盆腔 MRI 检查报告显示"未见异常"。嗯，应该就是术后肠粘连吧。

经过 2 天的检查，不出意料，结果与外院基本一致——血常规还可以，粪常规很正常，肾功能挺好的，肝功能有低蛋白，电解质缺点钠，尿常规结果有许多问题（白细胞、细菌、红细胞、蛋白质及白细胞酯酶全都很高），双肾、输尿管彩超老样子……于是，再次开始抗感染的漫漫长路，美罗培南用起来！

患者用美罗培南的第一夜，正巧是我值班。晚上 10 点多，护士铃响了起来——老太太，睡不着。我来到患者床旁，只看她仍然是愁眉苦脸状。

"我给你开片安眠药吧？"我问道。

"医生，我吃安眠药也睡不着，一直要小便的。医生，我还有得治吗？"她弱弱地试探着。

"抗感染治疗是需要时间的，你要有信心。"白天咄咄逼人的老太太，此刻又是那么脆弱和无助，我只能安慰着。

"我小便的时候，肚子也会咕咕叫。"她还是重复着那几句话。

"没事的，肠粘连就是这样的！我来告诉你为什么……"这天值班也并没有太多事情，看着弱小无助的老太太，我搬出了值班绝学——"话"疗术！尽管白天主治医生查房时已经说得很清楚了，但是我觉得她似乎并没有听进去多少，于是滔滔不绝地向她解释起肠粘连是什么，现在的诊断和治疗又是怎么回事。然而，我的"话"疗术失败了！不仅没让患者安心，反而还把她给讲哭了。

不过，倒也并非一无所获，我有了新的发现。她现在最迫切需要解决的，是睡不着！为什么睡不着，是因为尿急！征得患者同意后，我们进行了留置导尿。1 个多月来，患者第一次睡了一个安稳觉！

转眼数天过去了，抗感染治疗的效果并不如人意，尿培养结果回报：阴沟杆菌感染；药敏检查提示：美罗培南敏感。于是，美罗培南继续抗感染 7 天，但症状仍无改善；换用左氧氟沙星后依然无效……疑难病例讨论，考虑子宫癌术后肠粘连所致复杂性尿路感染可能……治疗再次陷入僵局，医生和患者的脸色也变得愈加阴沉。

又是我值班，老太太又来办公室找我。哎，我该讲的都讲完了，能告诉她的也都告诉她了，就让她发发牢骚，听听她说些什么吧。

"医生，我头晕、胸闷，我好像又发烧了……我还是没力气，吃不下饭……我尿袋里好脏，还好臭……我肚子一直咕噜噜地叫，一会拉肚子，一会便秘，我肚子一叫管子里就有泡泡……我最近瘦了好多……"20 多分钟阿婆式的碎碎念让我有些困倦，但是，突然听到她说"管子里有气泡"，我立马意识到有什么地方不对！我的脑子里，飞速地回想着微生物课上的知识，阴沟杆菌好像不产气啊？为什么肚子叫了管子里就会有泡泡？

"咕咕……咕咕……"就在这瞬间，我第一次听见了患者口中反复提到的"咕噜噜"的声音。我立马抓起了身边的听诊器，放在她的腹部。这一听，吓得我睡意全无——肠鸣音亢进！可闻及气过水声！我马上询问今日的腹部症状，老太太看着我紧张的表情，声音有些颤抖："我今天没肚子痛，就是有点肚子胀，最近也没有呕吐了，就是大便还挺多的。"听到她说完，我松了口气，但也皱起了眉：没有腹痛、呕吐，也有排便，不是肠梗阻呀，那是哪来的声音呢？就在这时，我眼前的尿管里突然涌出了许多浑浊物。我定睛一看，这就是屎啊！征得患者同意后，我们再次做了腹部 CT 以及 CT 尿路成像（CTU）检查，全院大会诊最终诊断——小肠膀胱瘘。患者在手术治疗后，尿路感染完全治愈。

回顾这位患者的就诊经过：先后辗转 5 家医院，做了 1 次

MRI，2 次 CT，3 次 B 超，用了 5 种抗生素，走过了 100 余天的抗感染之路。看似很复杂的诊治经过，然而诊断却一直都藏在患者的主诉中，只是这主诉有点多、有点长、有点特别。我们有时有点不耐心，偶尔觉得不重要，但真正的诊断就这么被一次次地错过了。如果以后，有人跟我们说，"医生，我还没说完！"请留出点时间耐心地听完。因为，他们每个人都有一个故事。

（张　峻）

临 床 伦 理 分 析

从倾听开始，尊重患者权利

患者权利（patient's rights），是指患者在医疗卫生活动中应享有的权益或利益，它既是一个法律概念，又是一个伦理概念。

宏观地看，患者权利"神圣不可侵犯"，平等权、知情权、自主权、参与权、隐私权及求偿权，看似保障了完整医疗活动的进行。但是，现实医疗实践中患者又似乎无时无刻地"渴求"自我表达、向人倾诉、与人交流的诉求与意愿。因此，真正的尊重，绝不是"喊口号""高大上"讲维权，而恰恰是听患者好好说话、与患者好好地进行交流。

询问病史，是医生通过与患者或家属进行提问、对答来了解疾病的发生、发展与转归从而做出疾病诊断与评估的医疗活动。患者因为躯体病痛或精神负担来就诊，在短时间内向素未谋面的陌生医生袒露一切，可想而知患者的忐忑与恐惧。绝大多数医生都能做到平等对待不同年龄、种族、职业及地位的患者，但仍需强调摒弃对患者的性格（如优柔寡断、鲁莽冲动等）、行为（如强迫、焦虑等）甚至疾病（如性传播疾病、职业病等）的偏见。医生首先要保持自身良好态度与正面情绪，其次要有问有答、有理有节地把握问诊节奏。一场高质量、有温度的病史询问，就是一场仁心、专业、机智及平等的"对话"。医生既要平等耐心地给患者诉说机会，同时又要高效巧妙地引导患者聚焦重点，在双向的言语、眼神及肢体语言等立体交流之中，不仅冷静地获取患者重要病史信息，而且回馈患者关爱与尊重等人文温度。

体格检查，通常紧接着病史问诊后进行，是医患之间更进一步的接触与交流。患者的信任并愿意积极配合，医生更应保护其隐私、维护其自尊、尊重其人格、减轻其痛苦。受检者可能存在羞怯、紧张及痛苦等情感体验，医生若在言语上进行铺垫与说明、手法上轻柔与准确，检查后及时解释与回应，均能不同程度地缓解患者情绪并予以精神宽慰。体格检查是医生与患者之间的一次"亲密接触"，这样直接的"交流"是检验患者权利是否得到维护与尊重的"试金石"。医生在获取患者体征等信息的同时，可曾想过自己言谈举止间留给患者的是自卑、羞愧与痛苦，还是平静、体恤与温暖？

事实上，临床医疗实践中的某些医患不和谐往往就起源于"不好好说话""没认真倾听"这样的"小事"，恰恰是这些"小事"汇集起来让患者未能感受到自身权利被充分尊重与维护，继而滋生出了不愉快、不信任、不合作的种种"大摩擦"。患者永远是医患关系中重要的"另一半"，当我们在专注疾病诊断与治疗帮助的同时，也别忘记留出一些时间、一份耐心，听一听他们的倾诉与心声，让患者在经受病痛折磨、人生苦难之时，依然能感到有时治愈、常常帮助、总是安慰的医者温情。

（戴晓敏）

倾听你的病患，诊断就在其中

　　倾听，不只是听见，不仅在生活中是最容易被忽视的沟通方式，同样也是我们医务人员面临患者时最易等闲视之的一部分。著名作家罗纳德在《沟通的艺术》书中写道："很多人认为听与倾听是一回事，听是指声波传到我们的耳膜引起我们的耳膜震动，进而经过我们的听觉神经传送到我们的大脑的过程。而倾听是'大脑将这些信号重构为原始声音的再现，再赋予其意义的过程'。"所以，有耳朵，听得见，不代表我们真正去倾听了。

　　我们这个故事的主角在 100 余天的抗感染之路上，辗转多个医院，不断地向自己的家人、各个医生及护士倾诉。她的病其实一直都藏在她的一字一句中，可惜，她的倾诉却一次次地被当成了"抱怨""啰唆""絮絮叨叨"，我们只是听见了她的主诉，却没有人静下心来去真正地"倾听"。

　　很多人会说，工作太忙了，时间太紧了，患者太多了……的确，现代社会，繁忙且浮躁，尤其是医生，每天要接触形形色色的患者和海量的信息，我们的大脑在工作时间可能一直在高速运转。这就需要我们去学会"倾听"。真正的倾听包含 5 个要素：听到、专注、理解、回应和回忆，要完成这样一个过程并不容易。少说话、不要过早地评判以及学会寻找重点，能帮助我们更好地倾听。

　　少说话，但并不是完全沉默。古希腊哲学家曾经说过："我们生来有两个耳朵，却只有一个嘴巴，就是为了让我们多听少说。"选择在适当的时候说话和发表意见，少说多听可以帮助我们更好地倾听,而适时的共鸣会让倾诉者更信任,从而获得更多有效信息。

不要过早评判。先入为主是我们常犯的错误。刻板印象往往会导致我们与真相失之交臂。故事中,患者从一开始就被戴上常规"泌尿道感染"的帽子,于是,她"满坑满谷的症状"就这么一趟趟地无疾而终,要不是最后遇上医生正好某天值班时候比较空闲,最终可能会烂在肚里不见天日,那么我们错失的,不仅仅是医治好一个患者的机会,更是患者重燃生活希望的契机。

学会寻找重点。有时候我们会遇到一些喜欢夸夸其谈的人,他们说话的内容非常多,且缺乏重点,面对这样的说话者我们可能会失去耐心,但是大部分情况下,说话的人还是有一个中心思想的,只是碍于表达能力,没有把自己的核心思想表达出来。在这种情况下,我们可以利用自己思考的速度比对方说话快的优势,在对方表达时寻找对方说话的重点,还可以利用一些提问题的方式,引导对方说出他想要表达的核心内容,找到对方表达信息中的重点。

现代医学每天都在进步,但仍然有很多无法解决的难题;医生只能治病救人,并不是神仙,很多时候并不能"逆天而行",但良好的沟通和心理上的支持一定会对患者有所帮助。患者在和医生聊他们遇到的问题时,很多时候也都是想获得支持,"倾听"就是我们给他们的第一个支持。

倾听不仅仅是礼貌的注视和频频点头而已,它的价值就如同"说"在一个谈话过程中的重要性一样。倾听,只是我们医生走出的第一步,当患者的倾诉得到理解,则是他们迈向健康的第一步。

(林 攀)

十二、生命以痛吻我，而我报之以歌

　　我第一次认识她时，是在研究生毕业、开始住院医师规范化培训的第一年。那一年，我27岁，美好生活好像才徐徐展开。而她，也才26岁，却已生病5年。多年来反反复复地入院检查，接受治疗，她早已和科里的医生护士们都熟络了，大家都叫她"晓晴"。

　　5年前，晓晴被诊断为肾病综合征。这5年来，她接受过包括激素、多种免疫抑制剂在内的治疗，病情却始终没有得到控制，主任说她属于难治性肾病综合征。随着时间推移，晓晴的病情不断地进展，肾脏功能逐渐减退，逐渐进入了慢性肾衰竭阶段。本该留在血液中的蛋白质，经不住肾脏这个旋不紧的水龙头，哗哗哗地就从小便里流掉了。连续收集24小时的尿液送去检测，她的尿蛋白含量已经达到16 g，是正常人的100倍。这次，她又入院接受保肾治疗。其实她心里也知道，透析无可避免，反复入院只是为了延缓开始透析的时间。

　　入院第一天，她进办公室找医生拿入院登记单。她报上了名字，我听着耳熟便抬头看着她。她是一个异常瘦弱干瘪的小姑娘，身高大约 160 cm，体重目测最多 40 kg，脸上、嘴唇的皮肤都干燥地起皱。她穿着一件宽大的男士西装，裤子又长又肥，里面空荡荡的。她说现在在小区物业上班，请了半天假来办入院，下午还要接着回去上班。

出科前最后一周的周六是我值班，她走进办公室问："可不可以打扰你一点时间？我想咨询点问题。""当然可以啊，你问吧。"我答道。

她羞涩地说："医生，我透析了之后，是不是就不能出去旅行了？"

我想想，血透的话每周要来医院 2～3 次，风雨无阻、雷打不动；腹透的话需要一天三四包透析液，每袋 2 kg……"恐怕是的"，我低下头，生怕我的回答会让她的期望落空，但我也只能如实说。

她却笑着说："其实我心里已经有答案，我想趁着肾功能差到无法满足生命所需之前，去实现旅行的梦想。所以，前几天和妈妈去乘游轮度假了，过几天要再出一趟国，去一趟日本。等都玩完了之后，我就回来老老实实地接受现实啦，呵呵！"透析，意味着被约束在城市中，几乎算是永远地告别旅行了。

想到自己随意对待的生活竟是多少人的奢求，我在她面前突然无地自容了起来。健康第一次变成了让我有点羞赧的优势，在她面前放大并笼罩着她，她就蜷缩在我的阴影里，光线和阴影就像是两个极端，我感觉我们互相走不进对方的世界。我不敢讲话了，生怕气息会提醒她，我比她健康，我还可以出国，我还可以做很多很多她可能再也没机会做的事。

因为肾功能不好，高蛋白的食物对她脆弱的肾脏来说是沉重的负担。医生不让吃很多蛋白类的食物，那些香味浓郁、鲜嫩多汁的炸鸡对她来说,是可望而不可及的奢求。她告诉我,"嘴馋"的她想到一个好"办法":趁着炸鸡店打折的时候,奢侈地买两盒,坐在一个角落里大口地吃,塞得满嘴都是炸鸡,畅快地咀嚼,吮吸完滋味之后,就把剩下的、已然无味的鸡肉吐掉。那么多炸鸡,愣是被她以这种方式"吃"完了。

她是微笑着、以自嘲的口吻给我讲述的,但我却想到一个瘦弱的身躯躲在熙熙攘攘的人群不会留意到的角落中,幸福地嚼着再把苦涩咽下去,眼角都是泪。

她又问我:"血液透析,或者腹膜透析,选择哪种透析方式更好?"还没等我回答,她自己便回答了:"我想血透。做血透,应该还能活二三十年吧……"我赶紧宽慰她:"血透坚持得好,是不影响寿命的,只是生活质量可能会受点影响。"

预期自己还有二十几年的寿命,对一个 26 岁的姑娘来说,是安慰呢,还是恐惧呢?哦!突然想起来,有件事忘了和她讲,一旦透析开始就可以开放饮食了,到时候她就可以摄入蛋白食品了。到时候,好想陪她去麦当劳,想吃多少炸鸡就给她买多少炸鸡;想吃冰激凌也买,想喝可乐也买。

在肾内科接触到了很多慢性肾脏病做透析的患者,他们慢慢就没有小便了。那样的话,膀胱多寂寞啊,尿道会有多干燥啊……反过来会觉得,自己可以畅快地排尿,是件多么幸福的事,这说明我的肾脏正在兢兢业业地工作,不漏蛋白,不搞泡沫,也不给我颜色看,就这样将体内的"毒素"全都带走。

晓晴站起来准备走了,向我挥手:"医生再见。"我故作冷静地点了一下头,一直憋着的紧张感瞬间放松了很多:"嗯,好,回去好好休息,旅途别太累。"

（张新宇）

临床伦理分析

两害相权取其轻，两利相权取其重

年轻姑娘晓晴，5年多来一直积极配合医生诊断与治疗，始终坚强、勇敢，又积极、乐观。但不幸的是，从经典治疗到四线治疗，各类药物治疗方案都始终无法阻止难治性肾病综合征所导致的肾脏功能不断恶化。在面临肾脏替代的临床问题时，患者最终选择了血透治疗。

在面对临床问题需要做出临床决策时，我们强调医患双方共同决策（shared decision-making），即医务人员充分告知患者及家属各种治疗方法的利弊，患者及家属与医务人员充分沟通、权衡利弊后，最终共同商讨、做出决策。共同决策的本质，是对患者知情权、自主权的尊重与维护，让患者及家属真正地参与到医疗决策中来，从而获得更依从、更和谐的医患关系。

共同决策的重要前提与基础，首先来自医生充分、全面、客观的"告知"，其中既包括对疾病概括、病情轻重、治疗指征及各种治疗选择，也包括各种治疗选择的收益与风险、疗效与不良反应、花费与预后，以及医生优先推荐治疗方案、替代治疗方案，等等。这里，医生需要遵循"最优化原则"：①效果最好。医生所拟定或推荐的治疗方案，应当是现有技术条件下医学界普遍认可的、效果最好的，同时也需要兼顾是否适合患者具体病情、现有医疗条件是否可以提供等现实问题。②伤害最小。在治疗疗效相当的情况下，选取安全度最高、伤害度最小、不良反应最少/最轻的治疗方案。③痛苦最低。以患者的角度进行感受与评判，降低肉体上的疼痛，以及精神上的折磨。④消耗最少。要尽可能地减少患者及其家庭的医疗开销，尤其是慢性病、大病与重病，同时更要避免不必要的医疗资源的浪费与消耗。

其次，是倾听、理解、尊重患者的"意愿"。患者作为医疗活动的主体，其意愿是否被充分表达、选择是否被真正尊重、生命质量是否受到影响，都直接影响着患者对医生的信任和对治疗的依从，也关系着整体医疗活动的质量与安全。医生应当保持平等、换位思考、主动交流、及时回应，对患者的疑虑进行解释，对潜藏的误解进行纠正，对患者及其家庭的宗教、文化、信仰与价值观等予以尊重。避免医疗优先的惯性思维，在低头紧盯化验单、影像片、病理报告去思索疾病诊断、最佳治疗的同时，请抬头听一听患者的所思所想。他们除了在意"肾功能""电解质""出入水量"，还更关心"我能吃什么？""以后还能去旅游吗？""穿什么衣服能遮挡住透析管子？"……

面对疑难的病例、复杂的环境，我们可能永远没有办法做到最完美、最正确。但是，充分、互通、共情的良好医患沟通，可以达成真实世界中的最佳决策。

（戴晓敏）

医 学 人 文 点 评

疾病之痛终融于生命之乐

看到这个热爱生命的尿毒症女孩的故事时，在为她的开朗和坚强喝彩的同时，也不禁想到作为医生的我们能做些什么，能否帮助她做出"最佳"选择。

生活充满了选择,医学更是如此。在面临疾病时,医生往往是站在理性专业的角度给出选项,可是患者对于疾病的生理、病理存在着理解障碍,这些选项在他们看来可能就是冷冰冰的文字而已。面对突如其来的病情,患者更多地会问:"医生,我是否还能正常上班?""医生,我是否还能外出旅游?""医生,是否还有其他更便宜的方案?""医生,我是否还能生孩子?"……看似鸡毛蒜皮,却是和患者切身相关的大问题。这个时候我们该如何和患者去沟通呢?是一味坚持医学原则,还是处于"同情"向患者妥协呢?

人们常说要"有质量地活着",是指生命、生命价值与生命质量的融合与统一。对于一个鲜活的生命,我们首先想到的就是维护他/她的健康,即无生理疾病的状态。其实这仅仅是生命质量的内在价值,其还有外在价值,就是个体活着的目的和意义,是个体对他人、对社会的价值。当处于疾病状态时,其内在价值的受损必定影响其社会功能和人生价值的实现。毋庸置疑,治疗的选择项总是会在活得更长、还是活得更宽中博弈,而最大限度地减少社会功能的损失才有可能得以维持鲜活生命的灿烂,也是医者孜孜不倦追求的目标。

从医学角度展开的治疗,有时候可能和个体与社会期望值存在矛盾。那么,这个时候的治疗选择就成了一门艺术。希波克拉底在其《流行病》一书中提到:关于疾病,要形成两个习惯——提供帮助或者至少不做伤害。这门艺术包括疾病、患者和医生3个因素。医生是这门艺术的仆人,患者一定要与医生合作来战胜疾病。可见医学离不开医患共同参与探讨。治疗选择和知情同意是患者最基本的自由,医生的选择不能代表患者的选择。医务人员尊重患者做出的理性决定是医学伦理学的基本原则之一。在临床上,我们常常能听到"医生,我知道你是为我好,但是……",在不违背法律和科学原则的框架内,我们应该最大限度地尊重患者的选择。治疗的含义不单纯限于生理状态的改善,也应该包括心理、社会状态的完好。如果因为一味追求疾病的治疗,而不顾及患者社会、心理的要求,如果患者因病失去了社会功能,造成了心理疾病,那也不是完美的治疗。

求医过程中,患者就如同在陌生土地上的异乡人,对疾病的认识有限,甚至一无所知。具有专业知识的医生不应仅仅抛出冰冷的没有温度的选择,让患者手足无措,而是应该尝试和他们成为朋友,进行一场有温度的谈话,共同面对疾病,找到最佳的治疗方案。再回到我们这个故事中,正是姑娘能够和医生畅通而积极地沟通,在接受专业治疗的同时,才能继续工作,和家人去看看世界,偶尔逞逞口腹之欲,还能憧憬未来的生活。如果医生能再多一些人文关怀,如果患者愿意向医生敞开心扉,相信疾病之痛终将融于生命之乐。

(龚劭敏)

医学的发展与进步,让公众对疾病诊治水平的期望度越来越高,而实际上,无论医生多么努力地提高自己学术水平和治病救人的能力,但总有一些疾病暂时无法攻克。26 岁的晓晴已经饱受难治性肾病综合征困扰长达 5 年,一开始她就知道自己迟早要面临透析这个"结局",面临"腹膜透析"或者"血液透析"的选择。小张医生面对这个仅比自己小 1 岁的姑娘有很强的同理心,会为晓晴无法像自己一样随意远游、随意享用炸鸡而羞赧、伤感。张医生虽然无法治愈晓晴,却愿意体会晓晴的情绪和想法,理解她的立场和感受,并站在她的角度思考和处理问题,用自己的专业知识为晓晴分析透析治疗方案的利弊,选择最合适病情的治疗方案,帮助其增进生活满意度和幸福感。

医学伦理学有4个基本原则——尊重原则、不伤害原则、有利原则、公正原则。医务人员要尊重患者及其做出的理性决定，但医务人员尊重患者的自主性绝不意味着放弃自己的责任，必须处理好患者自主与医生职责之间的关系。尊重患者包括帮助、劝导、协助患者进行选择。医生要帮助患者选择诊治方案，必须向患者提供正确、易于理解、适量和有利于增强患者信心的信息。我们正处于一个希望尽可能尊重他人观点和选择的时代，当患者充分了解和理解了自己病情的信息后，患者的选择和医生的建议往往是一致的。当患者的自主选择有可能危及其生命时，医生应积极劝导患者做出最佳选择，不应抱有听之任之、后果自负的态度。

对于慢性病和终末期患者来说，很多时候医治身体之外更需要的是医生的理解，理解患者的痛苦是另一种形式的救死扶伤。对于晓晴来说，有创的透析治疗带给她深深的忧虑，未知的风险甚至让她惊恐。医患双方通过充分的沟通，医生了解了患者的爱好乐趣，理解了患者的悲伤与恐惧，告知其疾病现状和不同透析方案的利弊，可以协助晓晴完成艰难的抉择。虽然选择了透析意味着她不再能够自由远行，无法亲身体验异国的风土人情，但接受透析可以稳定病情，让她能再次畅享美食，可以痛快地吃下美食且不用顾虑肾脏的负担，可以用工作服遮挡的颈静脉埋管不用被投以异样的眼光，这些小小的方面都可以显著地提升晓晴生活的满足感和幸福感。帮助晓晴接受透析，摆脱透析带来的恐惧和困扰，重拾生活的信心，继续从生活中体会到快乐是医生对于晓晴的另类治愈。

忙碌的医疗工作使得医生很多时候顾不上与患者交流，医生一句客观冷静的描述也可能成为一股寒流，让患者凉透心底。医生不能单单把治愈疾病作为自己成就感的来源，帮助患者同样应作为自己的成功标志，通过积极与患者沟通，减轻他们的痛苦，分担他们的忧伤,即使无法治愈疾病,但提高患者的生活质量,也是符合患者的最佳医疗获益的。一个医务人员善于与患者沟通,将晦涩难懂的医学知识转化成患者能够理解的语言与信息。任何医疗上的选择,应该满足"有指导的自主选择",医生利用自己的专业知识,基于医学伦理学的基本原则,确保有利、无伤害、公平的前提,给予患者自主权充分的尊重。亚里士多德说过:"人的目的,即人可实践的最高的善,就是幸福。"尽最大努力让患者和正常人一样生活,获得更高的生命质量,获得生活幸福感是医务工作者的最终使命。

(杨梦婕)

十三、老情景　新反思

——摇摆不定的患者与不信任医生的家属

开端

2019 年如期而至，我在肾内科 2 个月的轮转就快要结束了。眼看着春节将至，病房里并不是想象中那样的"空空荡荡"，恰恰是一些病重的患者们纷纷住了进来。这不，我的床位上刚办了出院，立马又来了一位新患者。

这是一位中年女性，反复活动后肉眼血尿半年，因为休息后血尿就能缓解，患者始终未正规诊治。这次是因为出现了发热、腹痛，外院治疗 1 周不见好转，才赶来中山医院就诊。

读完外院出院小结和我院门诊病历，我打量着患者，身边围着的还有她的女儿、丈夫、弟弟和朋友。我问道："那么，这次为什么转来我们医院呢？"还没等患者本人开口，家属立马接话："他们水平不行，挂了这么多天水也不见好。我们想要过来再检查一下。"我看着化验单上显著的血尿和异常升高的血肌酐结果，问道："患者的肾功能变差了，你们是来做肾穿刺的吗？""肾穿刺？不是的，只是来检查一下。”

冲突

入院后逐步完善了相关检查，初步诊断考虑：慢性肾脏病、急性肾损伤。结合外院检查的结果，已排除肾后性梗阻、肾前性因素，尿红细胞相差显微镜、尿蛋白分析等均提示存在肾小球病变。因此，这位患者行肾穿刺检查的指征明确并且强烈。

我来到病床边，告诉患者和家属肾穿刺的必要性和可能风险，并需要他们签下知情同意书。

不料，坐在患者旁边的弟弟情绪激动起来："我们知道穿刺的风险很大……什么不要紧，你们医生肯定这么说，然后签字推卸责任嘛……我们咨询了其他医生，他们说不一定需要进行肾穿刺的。"

"你们咨询的是肾内科专科医生吗？"我刚想问问清楚是怎么回事。

"有肾内科的，你别管是谁了！"她的弟弟大声地吼着。我目瞪口呆，他们的回应和态度让我有些措手不及。我的首次谈话以失败告终，不太理解，有些委屈。

随着后续检查结果的回报，患者的肾功能差、病情重，常规保肾治疗效果不好。肾穿刺对于明确病理学诊断、指导后续治疗，更加显得重要与必要。于是，主治医生趁着患者弟弟外出不在时，分别跟患者本人、患者女儿以及其他家属进行了重复的沟通，全面地告知肾穿刺的必要性与可能的风险、相应对策等。患者与家人整整商议了一天，最终同意进行肾穿刺检查。

尾声

肾穿刺很顺利，病理检查结果回报：①IgA 肾病［系膜增生伴硬化，李氏（Lee）Ⅳ级］；②急性间质性肾炎。主治医生给患者调整了治疗方案，出院时的肾功能已较入院时明显改善。她在家人的陪伴下顺利办了出院手续，我叮嘱她2周后门诊复查随访。

这本是众多诊疗病例中极其普通的一位患者，但让我记忆犹新的是她出院前对我说了一段话："医生啊，你们不要介意，一开始我其实是不反对做肾穿刺的，是我弟弟担心我出事。他家里人，去年做了一个什么有创伤的手术，做完以后大出血，死了……"

启示

那一刻，我突然感到惭愧。眼前，她弟弟"自以为是""咄咄逼人"的形象，突然变得"克制""悲伤"起来。我震惊于他的隐忍与宽容、对过往只字不提、对我们就事论事，更震惊于他们在经历如此悲怆后依然选择来我院就诊的信任与胸襟。我为自己先前的不了解、不理解而心生埋怨，感到抱歉。

当谈话签字失败时，我们的病程记录可能这样写道："患者因病情诊治需要，拟进一步行××检查/治疗，充分告知其必要性及可能风险，家属表示拒绝。告知拒绝检查/治疗极可能导致××甚至死亡等严重后果，家属表示知情并签字……"可是，我们真的充分告知、让患者明白了吗？ 我们有去了解"患者拒绝"背后的真实原因吗？ 也许，他们接收到的信息与我们不对等，听信了"百度医生"、民间偏方等不靠谱信息，或是经济因素难以负担……也可能是像这位患者的弟弟，因为痛失所爱而心生忌惮。

或许，在面对这些"不可理喻""自以为是"的患者和家属时，我们应当更冷静、更耐心些，多去想想"为什么"和"怎么办"，多给他们一些包容与关爱。

（谌麒羽）

临床伦理分析

先知情，再同意

在临床诊疗过程中，需要强调的伦理原则包括：患者至上原则、最优化原则、知情同意原则、保密守信原则。这个故事中，患者从"犹豫""考虑""拒绝"到最终"同意"，都主要与"知情同意"原则和实施过程密切关联。

知情同意原则，是指患者在理性和非强制的状态下，充分理解医务人员将要对自己采取的所有诊疗措施，尤其是可能对机体造成一定损伤或者带有试验性质的诊疗手段的风险和受益，进行权衡以后作出接受、部分接受或者拒绝诊疗措施的原则，是医护对患者自主权的尊重与维护。

知情同意，是临床诊疗活动中医患双方最频繁发生，也是最需要花费时间精力、文书重点记录的医疗活动之一。从入院见面第一刻签署"入院知情同意书"，到诊疗过程中各种用药、检查、操作及手术签署各类"知情同意书"，甚至是病情恶化"告病危"、危重"抢救与放创"等，大大小小、林林总总的"知情同意"，穿插在每日的医疗活动之中，是医护与患者之间最重要的谈话与沟通内容之一，更是临床诊疗决策最关键的前提之一。知情同意原则，为解决医患双方复杂的权利、义务关系问题提供了保证，有利于双方进行真诚的交流，有利于医疗纠纷的防范和处理，有利于医疗服务质量的提高。既然知情同意如此重要，我们该从哪些方面落实从而真正做好呢？

首先是"知情"，尽可能全面、充分地向患者告知病情。例如，围绕"肾穿刺"这一有创操作，不仅要告知患者及家属该操作的医疗指征、操作意义、相关并发症风险，还应该简洁而有针对性地告知该操作的操作流程、穿刺前准备与穿刺后注意事项、并发症发生的风险因素与可能性、术前哪些检查有助于评估与预防并发症、术后哪些检查有助于随访与早期发现并发症、并发症的处置与预后等，让患者对有创操作整体流程以及风险大小、可控性等信息进行理性考量，而不会混沌不清、心生恐惧。又如，根据肾穿刺结果制订经典治疗方案时，不仅需要告知患者疾病诊断、病情轻重、治疗指征、方案利弊与未来可能结果，还应当提供最新治疗方案、替代治疗方案的指征与禁忌、收益与风险、花费与用药依从等信息，让患者更全面地了解各治疗方案后再进行治疗选择。知情的过程，强调医患双方的双向沟通，鼓励患者提出疑问和顾虑，医生进行通俗易懂的解答，从而确保患者对诊疗活动的信息是理解的、没有疑虑的，理解的内容是正确的，较全面的。

其次是"同意"，需要在患者充分知情的基础上完成。大多数情况下，经医生严格把握治疗指征、评估风险水平后提供的治疗方案，且符合患者意愿与最大利益时，患者通常自愿做出"同意"的决定。但当患者"拒绝"时，医生需要摒弃"反感""不理解"等情绪，而应当与患者平静地沟通，并冷静地判断患者是否具备"决策力"（decisional capacity），婴幼儿、昏迷者、意识不清者、严重痴呆患者等明确不具备决策力的人，则由患者监护人、家属、病前指定"代理决策人"，根据患者病前意愿而代为其做出临床决策；在无指定的情况下则按照"配偶—父母—子女—手足"顺序依次确定。对于具备决策力患者的"拒绝"，则应当主动了解其背后的缘由与考量。例如，有些患者出于经济因素而不能承担长期治疗负担，有些是听信亲戚朋友、网络搜索片面之词而先入为主、偏听不明，等等。

值得注意的是，有别于西方国家对于患者本人意愿的强调与重视,中国知情同意权的根本价值在于争取与患者及家属的合作。因此,医生不仅要倾听患者自己的意愿与想法,更看重的是患者家属的主张与决定。我们既需要坚持知情同意固有的原则,同时也需要在中国国情与文化价值观下达到病家周全,让知情同意成为医患沟通与合作的一把"金钥匙"。

(戴晓敏)

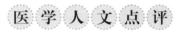

偏见与武断——从拒绝的背后看医患沟通

在临床工作中,如何与患者及家属有效沟通,建立良好、和谐的医患关系,是医务人员的必修课。

学过《医学伦理学》的医学生都知道,现代医学模式是"生物-心理-社会"模式,这就要求医务人员不仅要关心患者的躯体,还要关心患者的心理;不仅要关心患者的个体,而且要关心患者的家属。在医患关系中,不仅包括医务人员在治疗疾病、实施技术操作的过程中与患者建立的"技术关系",也包括医疗过程中医务人员与患者及其家属在社会、心理、伦理、法律等诸多方面形成的"非技术关系"。前者是医患关系的核心和关键,是医学生通过寒窗苦读、勤学钻研能够不断精进的技术水平,而后者却需要在人与人的实际交往中不断体悟,从一个个案例中去总结与反思,它同样是评价医疗质量的重要标准,往往对医疗效果也起到无形的作用。

从这个案例来看,谌医生在与患者家属的术前谈话中遭遇了医患信任危机,冲突点主要集中在以下方面:

（1）患者弟弟对医生的不信任。他因为曾有亲人接受创伤性操作发生出血后死亡，所以内心对姐姐做肾穿刺非常抵触。但是，在与医生谈话的过程中他并没有说出自己顾虑的缘由，只是抱怨术前签字纯粹是医院为了推卸责任，并质疑肾穿刺的必要性。谈话时面对这样的"挑衅"，医生应该怎么办？

① 谈话时应注意换位思考，特别是对这样本身就存有偏见的患者，更加不能一上来就站到他的对立面，要通过真诚的语言和行为，让他体会到你的理解和感同身受。这不仅仅是简单地表达同情或者难过，更重要的是认真倾听，让对方感觉到你在听他诉说，你想充分了解他的顾虑，你愿意为他排忧解难。即便他一开始对你有所保留，甚至表达顾虑的语言有些偏激，但如果医生愿意多问几句，多花一些时间来听，多说几句关心的话，绝大多数患者和家属都是愿意敞开心扉的，也许谌医生就不会到患者出院时才辗转得知事情的缘由。遗憾的是，在这个案例里，患者弟弟的偏见并没有得到及时纠正，绕开了他之后手术才最终得以进行。好在肾穿刺顺利，如果真的发生了什么并发症，也许偏见就会演化成纠纷。希望患者良好的预后能够增强他对医生的信任，改变他对医院的看法。

② 建议由手术医生本人或者高年资医生进行术前谈话，尤其是当发现这位患者的入院期望和医生的诊疗计划并不符合时，应由非常了解她病情的手术医生，或者当时收治她入院的高年资医生来谈话，着重从她病情需要的角度来讨论治疗方案，针对性可以更强，更能让患者和家属体会到充分的尊重与关怀，也更容易建立起良好的信任关系。

③ 建议在安静独立的谈话室进行术前谈话。人来人往的医生办公室、毫无隐私的病床旁，都不是进行术前谈话的合适地点，在嘈杂的环境里情绪会变得焦虑，没有安全感的地点也无法让人

畅所欲言。现在很多病房都专辟出了一间小巧温馨的谈话室，相信在这样的环境里，医患沟通能够更加平和、友好、畅通地进行。

（2）谌医生对患者缺少了一些信任。患者一入院，她就因为患者对前一家医院的抱怨觉得这是缺乏信任的一家人。谈话时听到患者弟弟的质疑，她认定这就是"传说中自以为是、不信任医生的患者家属"。事后从患者口中得知缘由，反过来又觉得患者弟弟隐忍克制，对他感到抱歉。

事实上，很多事情不是非黑即白的，单凭一句话、一件事就为别人打上一个烙印，难免过于武断。比如患者弟弟心怀偏见是因为之前亲人的经历，并不是自以为是。他虽然情有可原，但言语偏激，并未用正常的态度寻求咨询与沟通，所以也不是谌医生认为的那样隐忍克制。人是复杂的个体，情绪是最容易改变的，我们在与患者沟通交流时，千万不要急着去反驳和下结论，应避免因双方理解视角差异而出现的各类问题。就像谌医生说的那样，多一些理解与包容，试图走进对方的心理世界。

（邹静怀）

从医多年，非常切身的感受就是医生除了用内科和外科的方法来治疗患者之外，首先必备的技能是学会用语言来与患者沟通。医生和患者之间的关系，虽有它的特殊性，但也不外乎是从陌生到熟悉的过程，如何在最短的时间内建立起信任，如何让患者与家属将内心真实的困惑和疑问表达出来，如何在医患沟通出现障碍的时候寻找拒绝背后的根本原因，这些恐怕是每一个医生都会面临的问题。

我们和患者之间要建立有效的沟通，目的在于减少医患双方的疑问。医生和患者一样都无法按照自己个人意愿选择对方，这种从陌生人开始建立起的关系，要在短时间内培养出信任感，并非易事。良好的沟通能力可以体现在多个角度,比如医生的专业能力、修养、言谈以及个人魅力等。

首先,从专业角度让患者及家属信服,相信医生的判断和决策都是从他们的角度出发考虑的。在诊治的过程中,医生需要详细询问患者的病史,通过体格检查和与诊断相关的实验室检查,作出一个综合的结论,并制定下一步决策。这些都需要取得患者与监护人的知情同意才能得以实施。看似再常规不过的诊疗过程,对每个患者而言都可能是陌生而害怕的。知情同意的本质,并非凌驾于患者之上的告知和指挥,而是医生与患者及其家属讨论,让他们理解疾病的走向、严重程度,诊治过程中可能出现的风险和概率,备择的方案等。如果出现了故事中最初的情况,医生应当寻找拒绝背后深层次的原因。拒绝的背后是恐惧,恐惧的来源是既往经历造成的阴影。找到了根本原因,才能找到不信任的突破口。这就要求我们不仅要了解病情,更要了解患者的社会形态、家庭构建及经济情况,针对每个人不同的情况进行个体化沟通,让患者觉得自己获得了个体诊治计划的利益最大化。如果医生不能理解和运用这一点,就不能恰当地应用医学科学,甚至最博学的医生也不能达到预期的目的。

其次,我们平时工作中会碰到这样的情境,有些医生与患者之间的交流畅通无阻,患者仿佛成了医生的"小迷弟""小迷妹",依从性特别好。反之,有些医生却特别容易与患者发生矛盾,一言不合就吵架。世界医学教育联合会早在 1989 年就在《福冈宣言》中指出:"所有医师必须学会交流和处理人际关系的技能,缺少共鸣应该看作与技术不够一样,是无能力的表现。"话虽重了一点,但道理没错;从某种程度上说,医生拥有与患者的共情能力,才能体会患者的需求。生活中每一个人都有扮演患者角色的时候,想想我们自己想要碰到一位怎样的医生呢? 乐观的情绪、耐心的聆听、从容的气质、鼓励的话语及娴熟的业务能力。这些状态能为医患沟通增加更多积极的色彩，事半功倍，何乐而不为呢？

作家纪伯伦曾说："如果你付出的仅是你身外之物，那你所付出的只是很少一点，只有在你全身心给予时，你才真正做到了付出。"所以，医生不能仅凭自己的医疗技术和娴熟的处理方式来诊治患者，还应当让患者相信，医生是把自己作为一个普通的人来看待的，而不仅仅是一个患者。加强医患沟通、改善医患关系，这条路很漫长，意义却很深远。

（於佳炜）

十四、患者教会了我……

　　他得了晚期食管癌,食管严重狭窄,为预防化疗初期黏膜水肿导致食管梗阻加重,外科施行了胃造瘘手术。我刚好是他的床位医生。

　　初见时,他身躯瘦弱,明显长期营养不良。我告诉他我是谁,他略显疲惫,却不失礼貌地点头问好。我仔细地查看了患者的术后伤口:胃造瘘连接胃部的是一根外置的肠内营养管,管内营养液进出没有可以控制的开关,平时打入营养液后,只能将营养管折起再用橡皮筋缠裹着纱布以防胃内容物外流。

　　我像往常一样早查房,看到患者折起的营养管口仍有少许胃内容物渗出。管口的渗出物,不单单是卫生清洁问题,同时也极大地影响了患者的心理感受。我看在眼里,心里默默地想着,能不能有什么办法更好地夹闭这根营养管呢? 于是我上网查看了器械公司的网站,没有现成专用的产品,但我注意到导尿引流管有一个配套使用的闭管夹。我依稀记得,这位患者术后那几天曾经留置导尿,于是有些兴奋地赶到他床边,找到了他之前使用还未丢弃的导尿管闭管夹。

"我们试试看!"我说道,他也已经领会了我要夹子的用意,同样有些期待地看着我手中的夹子。

我拿着夹子,参照着胃营养管的位置和粗细比画了一下,看起来刚刚好可以作为胃造瘘营养管的夹闭开关!我马上跑回护士站取来了一个全新的导尿管闭尿夹,在清洁营养管远端后,将其套进肠内营养管中远端。

"咔!"夹子夹闭的那一瞬间声音清脆,上下左右移动不了,不松不紧尺寸刚好。

"正好吗?正好!"他高兴得有些不敢相信。

"之前没想到,这下开关方便多了,你不用再担心渗出来了!"我说道。

这个问题在胃造瘘术后的患者中司空见惯,如此渺小又每日数次要面对,但却很少有人关心地问过患者是否觉得不方便、是否有办法解决。最后的解决办法算不上高明,但也并不费事费力。只需要先去看到,就能想到和做到。

再次见到他时,是他来院定期化疗的日子,我正巧在肿瘤内科临床轮转,便主动要求担任他的床位医生。患者告诉我,他回家后觉得营养管从造瘘口到末端太长了,需要胶布在中间固定,但是胶布粘贴在皮肤上特别不方便,尤其是夏天天气热、出汗多,粘贴处的皮肤容易发红、发痒,且胶布容易脱落牵扯到造瘘的伤口。他又一次地想要"动脑筋""想办法"了!在网上各种查找后,终于,他看到有一种"腹膜透析腰带",是腹透患者用来固定腹膜透析管的,防止脱落或者牵拉。他将这腰带网购回来后也围在腰间,将胃造瘘营养管的远端固定在腰带间倒也合适,不仅"隐身"起来跟皮带差不多,而且他感觉生活上方便了许多。

他跟我说:"张医生,以后有同样烦恼的患者,你可要告诉他们这个腰带啊!管用!"是啊,一定有很多类似的"小麻烦"曾经或正在困扰着我们的患者。让我感动的是,患者甘于接受治疗所带来各种不适的隐忍,他们不愿让"小麻烦"来打扰医生的善良,身患重病仍想维护的自尊,以及心系其他病友的仁爱。

我在肿瘤内科快出科的时候,他却又一次入院。这次,胃造瘘口发炎,咳嗽的时候经常疼痛难忍,他情绪有些低落。入院当日下午,我就立刻联系了当时为他做手术的外科医生进行会诊,当即处理了手术伤口,并给出了用药意见。他的疼痛虽然只是稍微缓解了一些,但看得出他的精神放松和愉快很多。

他还没有出院,我却要出科离开这个病区了。出科前一天,我像往常一样去病房看患者,也想向他当面道一声再见。能前后遇见3次,实属难得的缘分,感恩这个普通的患者,点滴之间却影响了我很多。我提出合影留念,他伤口还有疼痛不便用力,可还是坚持坐起身来,微笑地跟我拍照。事后当我看到照片时,他的微笑中有带着一丝丝疼痛的表情,我有些愧疚当时没有及时弯腰蹲下去配合他。

这个患者是大多数肿瘤晚期患者的一个缩影,坚强地与病魔做斗争,历经着长期治疗带来的痛苦与煎熬,在面对死亡恐惧的同时依然保有对生命的希望。在磨难面前,他活成了自己想要的样子,也成为我最敬佩的患者之一。感谢他!

(张国山)

临 床 伦 理 分 析

患者是医生最好的"老师"

我们常常听到师长这样的教诲:"做医生不仅要多读书,更要多看患者,患者永远是我们最好的老师。"

的确,患者是医生最好的"医学"老师。我们从患者身上学习疾病知识:通过向患者询问病史来学习疾病典型的临床症状,通过给患者体格检查来学习疾病相应的重要体征,通过整理总结患者病史来学习疾病诊断与鉴别诊断,通过给患者制订治疗方案与定期随访来评判疗效与积累经验,等等。医学是一门实践科学,更是一门经验科学,如今我们也称之为循证医学,所有的经验与证据皆来自鲜活的患者们,没有他们的病痛经历与无私配合,书本知识很难转化成真正的临床知识。即使是经验丰富、阅"患者"无数的老专家、老教授们,也很难说自己看过一模一样的患者。在相同的疾病下,每个患者的临床表现不尽相同,合并症、并发症更是有着无穷无尽的组合;不同治疗选择有着不同疗效,就算是相同治疗方案也可能预后千差万别。有时候,我们甚至在患者身上发现了新的问题,他们"指引"着医生提出问题,不断钻研,最终发现新的疾病、新的发病机制、新的药物。因此,每一个患者就诊,每一次疾病诊治,都是一次独一无二的医疗实践,都能获得不一样的反思与提高。

其实,患者更是医生最好的"伦理"老师。他们从来不会引经据典、高谈阔论地跟我们讲知识,讲道理,但却总是以自己的就医经历与感受作为"展示"、不吝"剖析",教会我们该如何早做警惕,防微杜渐,如何调整诊断、改进治疗,如何交待病情、共做决定,如何面对疾病、笑对生死……他们见证我们从稚嫩的医学生成长为独当一面的医生,他们更教诲我们生命的质量与尊严大于生命的长度……这是多么真诚而又无私的"老师"啊!我们的年轻医生,应当把解除病痛当成自己的责任,把患者视为自己的亲人和朋友,在不断获得知识与技能的同时,始终保有"大仁""大爱"的情怀和胸襟。也许我们的经验不同,资历不同,但是对待患者的真心与爱心是可以相同的。

当我们平等地拉近与患者的距离时,会发现他们的身上折射着顽强与坚毅的力量,闪耀着乐观与豁达的光芒,是我们不断前进的感召与动力。将患者视为可爱的"朋友",或是令人尊敬的"老师",或许会为医患关系注入新的注解与新的力量。

（戴晓敏）

医 学 人 文 点 评

床边关怀

《孟子·梁惠王上》曰:"无伤也,是乃仁术也。"自古以来,中华民族的历代医学家皆以"医者仁术"作为自己的行医基本准则。古有东汉名医董奉让患者以栽种杏树的方式代替医药费,为后世医家博得"杏林春暖"的美誉;药王孙思邈认为"人命至重,有贵千金,一方济之,德逾于此",因而将自己的著作命名为《千金方》,其中讲述医德的《大医精诚》也是影响深远。被称为"万婴之母"的林巧稚教授把自己的一生都奉献给了医学事业,她虽然自己没有儿女,却是 5 万多个新生命的"母亲";心血管病泰斗陈灏珠院士除了以他精湛的医术创造出一个又一个的"第一",更是言传身教地告诉青年医生们什么是心怀大爱。

在进入医学殿堂之初,掌握扎实的医学技能是我们治疗疾病的武器。而在救死扶伤的医学之路上前行时,我们逐渐发现盲目地追求实验室的检查结果无法替代简单的床边关怀,对患者的人文关怀是医学价值的体现。1981 年 6 月,在上海举行了"全国第一届医德学术讨论会",会上首次明确提出了我国的"社会主义医德基本原则",是我国"医乃仁术"的医德思想的体现,体现在尊重生命和帮助患者追求高质量的生存。

在日常工作中,我们会做到与患者谈话时注意方式方法,听诊前用手温热一下听诊器金属件,体格检查时注重保护患者的隐私,让患者合理参与到诊疗决策中。

但是我们往往忽略了一些诊疗方式给患者带来的不适和负担,特别是对于肿瘤患者。正如病例中的这个晚期食管癌患者,化疗是为了延长他的生存周期,胃造瘘是为了避免化疗初期不良反应导致的进食困难。从医生的视角而言,在制订诊疗方案时已经充分考虑了治疗会给患者带来一些可以预见的影响。但是医生对于疾病的思考,仍然是充满理性及研究性的,而患者的感受却是切入身心的。患病以后,患者除了身心受到打击,他的正常生活也被影响,这样的体验是任何人都无法替他分担的。人为之人的属性,即是可以与环境产生有意义的互动,并且保有正常的人际关系。

2020年初,驰援武汉的蒋进军主任在繁忙的工作中仍然不忘创新,为医护人员解决就餐时的呼吸道防护而发明了鼻罩。深入重症病房的医疗团队,将救治关口前移。患者想喝粥,护士就一口一口地喂;担心患者营养不够,医护人员就将医院发给医生的水果、牛奶带进病房;家属都染病而在不同医院救治的,医护人员用自己的手机让患者和亲人们视频……凡是患者需要的,医疗队都尽己所能地满足。这场疫情带给人们的感动都融入在这些点点滴滴的小事之中。

梁代杨泉曾说:"夫医者,非仁爱之士,不可托也;非聪明理达,不可任也;非廉洁淳良,不可信也。"医者的仁爱体现在帮助患者一起解决疾病和治疗带来的不适与狼狈;体现在视患者为一个社会的、经济的和具有情感状态的人。随着社会的进步和科学技术的发展,大多数人已经不再被饥荒、瘟疫和战争所困扰,而人们对延长寿命的追求也带来了许多始料未及的影响(如衰老、人工呼吸维持等)。医学救治的本质是为了维护健康及延长生命,生命本身又是持续的、不可预测的以及充满多方面的需求。因此,医护人员在本职工作中需要对患者的社会需求和情感需求作出回应。

医学不仅是一门科学,也是一门艺术。如何在临床工作中兼顾技术的专业性和医疗的技艺性,仍需要我们不断地学习。

(马玲瑛)

十五、沟通与信任

故事发生在我规培的第 1 个月，我在肝内科轮转，正值疫情之后医院复工复产之际，患者周转很快，临床工作非常忙碌。主治医生告诉我，有一位门诊患者要治疗，过两天有床位了就收进病房。虽说是过两天再住院，可是患者一大早就心急如焚地赶来了病房。这就是故事的主人公，且称他"王伯伯"吧。

3 年前，王伯伯体检发现了肝脏占位，当时直径只有 2 cm，医生建议手术治疗，但他没当回事，执意选择了保守治疗。最近 2 个月，他出现了右上腹疼痛，这才来门诊检查；腹部 CT 检查发现肝内多发恶性占位灶，最大的直径已经达到 8 cm。这回他同意手术了，但是病灶太大其他医院不敢手术，于是慕名来了中山医院。

"洪医生，你一定要帮帮我啊，其他医院的医生都建议我到中山医院，说这里可以看好。之前我也没太当回事，觉得就那么小的问题，吃吃药也许就好了。真是没有想到，现在长这么大了。早知道当时就听医生的话直接手术做掉了。"老爷子摸着自己的右上腹,边说话边叹气,一旁的老伴也是愁容满面。想着老俩口来看病也是不容易,也没有儿女陪着,我只能安慰他:"王伯伯,这次一定要听医生的话,好好治疗。"

虽然并没有正式入院,但由于他是初诊患者,肿瘤负荷也很大,我还是非常耐心地听完了他对自己病情进展的描述和抱怨,也详细地看了相关检查报告。一番交流后,我明显感受到他对我们医院的信任,也能感觉到他和老伴的心情比之前放松了些。他家住上海,我便安慰他先回家,等过两天我们这边患者出院空出床位了,就可以住进来治疗了。也许是之前门诊没有沟通清楚,以为开了住院单就能马上住院,看得出他有些小失望,但最后也答应回去了。

2天后的上午,他如约早早来到了医院。很不巧,一个术后患者原本出院的,但复查肝功能异常需要再延长保肝治疗,这就意味着许诺王伯伯的床位没有了,他又要白跑一趟。我有些发愁,不知如何跟他解释。如果我是患者连跑2次都没能住进病房,也一定非常恼火。看着忙碌的上级医生,这解释沟通的任务非我莫属了。反复在脑海里排练了几遍后,我硬着头皮去找王伯伯。

果不其然,还没等我解释原因,王伯伯老伴的脸便耷拉下来,生气地看着我,指责道:"你们医院到底怎么安排的,我们老头子本来身体就不好,来来回回折腾好几趟,搞到现在也没有个床位给我们,这不是存心折腾我们吗? 你以为我们来一趟医院容易吗?"

我只能道歉说:"不好意思,真的不是有意出现这种事情,老先生身体状况我们也知道的,但出院患者临时出现问题我们也需要处理。也请你们理解一下。"

老太太依然不依不饶:"我理解你们,那谁理解我们呢? 我们老俩口年纪都大了,孩子也要上班没办法陪着。什么时候有床位,给我们个准信,有那么难吗?"

"你们的难处我们了解，的确最近医院床位很紧张，我会再继续协调床位的，有什么消息会第一时间通知你们的，肯定会尽快安排。"面对老奶奶的步步紧逼，我只能不断安慰。相比气愤的老伴，王伯伯非常无奈和失落，只是说："医生，我们也不是想要为难你们，但我这身体情况你也看得到，来来回回，真的吃不消啊。"

他没有再多说什么，但我能看到他眼中满满的失望。作为刚上临床的新手医生，我也是第一次遇到这么棘手的事情，对于是不是可以成功化解矛盾心里也没有底。但问题已然出现，我还是要再努力试一试。我再次做了解释，表达了歉意，也做出了尽快安排床位的正式承诺。为了进一步安抚他们的情绪，以及解决后续问题，我把自己的联系方式写给了他们，"你们今天先回去好好休养，有问题可以随时联系我，我也会第一时间通知你们的。"终于，他们心不甘情不愿地走了。

通常，我们都尽量不将私人的联系方式留给患者，是为了避免产生不必要的麻烦。但这次我之所以破例，一方面是想再次取得王伯伯的信任，让他知道事出有因，我们医生是在乎患者的；另一方面，也是理解他的焦急心情，感恩他对我们的信任。

2天以后，在确认了床位空出时间，我第一时间便电话联系了王伯伯。无人接听，我发了短信，依旧没有回复。终于，24 小时后他回复我，因为体力吃不消，回到家后就一直躺着休息，恐怕暂时过不来。又过了几天，待他缓和些，终于如愿住进病房接受治疗。

在医学院学习时，老师常讲"有时去治愈，常常是帮助，总是去安慰"。当时我的理解并不是深刻，但经过这个病例我深刻地理解了"安慰"的意义。在医疗技术飞速发展的现代，医生在学好最新诊疗技术的同时，一定不能忘了沟通的重要性和语言的力量，有时候它比手术刀和药物更加有效。

（洪楠超）

共建和谐医患关系

医患关系是医务人员与患者在医疗过程中发生的紧密相连的医疗人际关系。这种关系之所以发生与建立,是因为医患双方均是以追求患者健康利益为最终目的,即消除痛苦、治疗疾病及促进健康。这种特殊的人际关系所显示出来的目的性,是高度明确、空前一致的。另一方面,医患关系从社会整体利益角度来说也是一致的。医方通过提供医疗服务从而获得良好声誉、经济回报,实现自我价值,获得精神满足;患方通过支付医疗费用、解除身心病痛后重返社会与岗位而获得健康利益,再创社会效益,实现自我价值。

尽管医患关系中的双方主体均平等地享有各自的权利与义务,但是,仍然客观存在着各种层面的不对称性。首先,是知识与信息上的不对等。例如,医护具有医学理论知识与操作技能,并且持续学习、快速更新知识体系,而患者及家属通常仅有最初级的科普知识与医学印象,还可能存在各种误听、偏听等反向信息干扰。其次,是医疗管理能力上的差异。例如,医护群体具有多学科诊疗、诊疗流程、统筹布局、学科管理等能力与经验,而患者及家属往往不熟悉院方的安排,比如就诊科室一多就晕头转向,门诊/住院流程一多就理不清头绪,重复排队挂号、付钱、拿药耗时和心烦。另外,医患双方不仅在教育水平、文化环境、宗教背景、法律意识及价值诉求等方面可能存在客观差异,而且健康重视程度、家庭支持与生死观念、家庭经济状况与医疗投入等的不同,也造成对医疗活动的不理解、不认同甚至矛盾冲突。

真实的医疗世界是错综复杂的,后新冠疫情时代里世界格局重组、经济社会变革,人性尚且面临着重重考验,身为医者的我们又该如何自处,如何寻找通往医患和谐"伊甸园"的道路呢？法律固然是最不可触及的框架与底线,但在此之上又该如何自处,我们似乎比以往更迫切地需要道德精神层面的滋养与指引。医生在追求医教研齐头并进的同时,不能仅仅把患者作为"病"的载体,作为疾病诊治、医学教学、科学研究的对象,而忽视了其"人"的主观感受与内心波动。一切的医疗活动都是因为患者而起,一切的医患关系也都是围绕患者而立。因此,所谓的"和谐"医患关系,简单说就是时时刻刻、方方面面"以患者为中心"。想患者之所想,解答患者的疑问、告知疾病的诊断,针对性地给出最优的治疗方案；急患者之所急,了解患者的经历、理解其情感的波动,予以积极的回应；解患者之所难,当遇到诊疗困难或是伦理困境时,不无视、不推诿、不怕烦,共同寻找解决之道。正因为患者需要,我们所做的一切才有了价值！

我想,无论未来的世界如何改变,以"患者"为本方能让我们走得更远,走得更稳。

（戴晓敏）

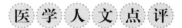

医 学 人 文 点 评

信任来自沟通

"To cure sometimes, to relieve often, to comfort always."

（有时是治愈，常常是帮助，总是去安慰。）这句出自美国结核病医生爱德华·特鲁多的墓志铭，曾指引过多少初出茅庐的临床医生走出迷茫？在医学科学突飞猛进，新疗法、新技术层出不穷的今天，医学实践的方法可能已经历过无数次革新，曾经的不治之症可能早已是可获治愈的常规疾病，而这来自180年前的嘱托似乎仍如一盏明灯，照亮着我们的漫漫行医之路，丝毫不显得过时。

患者对医生的信任其实是"先天的"，没有人会向不信任的人寻求关乎自己生命安危的帮助。当患者怀着忐忑的心情等在诊室门口、坐在病床上时，在最开始他一定是抱着对医生的信任态度与医生交流的，虽然这种信任在程度上可能因人而异。作为医生，我们要做的可能就是呵护这份信任，让信任的小火苗渐渐燃起，不要熄灭。而事实上，哪位医生又不愿获得、不愿维护患者的信任呢？既然患者信任医生才会寻求诊治，医生也是本能地愿意维持这份信任，那为何在临床实践中，医生与患者间的信任有时似乎又是异常脆弱，误解也时有发生呢？

这可能是因为在临床实践中，医患关系常常还会受到外界因素的影响。故事中的王伯伯因为医院床位问题对医生，乃至对医院发生了由信任至不信任的转变。虽然经过医生的努力，最终王伯伯还是理解了几次三番无法顺利住院的原因，但这次的就医经历终究还是没能让他满意，甚至影响到他后续的治疗选择。有时信任就像一张纸，一旦揉皱了，即使尽力抚平，也很难恢复至原来的样子。如若深究这场误会的缘由，似乎根本上还是有限的医疗资源与人们日益增长的医疗需求之间的矛盾。医生作为协调医疗资源的"前线战士"，在很多情况下无法使所有人满意，特别是在有"墨菲定律"或意外情况发生的情况下，让患者失望的情形似乎是注定要发生的，而最终的妥协者也只能是患者。

这便促使我们思考，在哪些层面的改进能使患者遇到类似问题时能获得更好的就医体验呢？从宏观层面，当然是增加床位数，增加医护人员，从问题的根源，即增加医疗资源的角度去解决问题，但"树不能长到天上"，医疗资源的扩增受到时间、空间和经费的限制。即使是发达国家，一次"新冠病毒"的肆虐也使得平时引以为傲的医疗体系显得捉襟见肘。这说明就算有充沛的医疗资源可以利用，但在局部微观层面也可能发生调配紧张的情况。这时，需要我们一线医务人员发挥智慧，妥善解决患者的需求。于是，在现有资源有限的情况下，通过系统的管理或许也能缓解医生与患者间因医疗资源调配不当而产生误解的可能。比如科室在明确床位后再通知住院，虽然王伯伯可能还是需要等待一段时间，但他的就医体验是不是会更好，对医生的不满是不是也不会如故事中这般激烈？

当然这已是后话，但文中洪医生通过细致的沟通，让王伯伯情绪最终缓解的努力还是非常值得称道的。当客观医疗条件无法让患者或家属满意时，医生自然不能简单地推脱于外部因素。通过沟通来缓解患者情绪，为今后的治疗做铺垫，其实也是医生的职责之一。

世界上没有一个国家的医疗体制是完美的，无论是宏观还是微观都有着这样或那样的缺陷。当患者受限于有限的医疗资源，当医生受制于医疗环境的压力时，我们不能忘记初心，要让沟通成为建立医患信任的桥梁，去安慰、帮助和治愈每一位患者。

（朱黎鸣）

第四篇　职业之光

上海南京路步行街
李峥 2001.3.10.

医乃仁爱之术，医者自带光芒，范仲淹的"不为良相，便为良医"真实反映了社会对医生职业的敬重和对健康的需求。诚如《西氏内科学》所宣称："医学是一项需要博学的人道事业"。医学的事业是伟大的，医生的职业是崇高的，从医的要求是严格的，医生的使命是神圣的。

然而，在医生职业的光环背后，充满着艰辛和追求。作为医生，需要持续学习、不断学习，跟踪进展、瞄准前沿，根据医学的发展和病患的需求而敢于创新，勇攀高峰。医生的工作没有严格定义的上下班时间，加班加点则是常态；面对疫情、突发事件，时刻准备着听从党和人民的召唤，义无反顾地冲在战斗的第一线。

在这个时代，医者用自己的实际行动，向世人诠释了仁爱、奉献、担当和创新！

（姜林娣）

十六、一场意外的相遇

这是一个平常的上午，神经内科主治医生分派今天的工作："这个急诊转上来的患者，你来接吧。""好！"我应声答应。

打开病历，这是一位 56 岁中年男性，大面积颅内出血，到达急诊室后出现呼吸心搏骤停，心肺复苏后气管插管呼吸机辅助通气，深昏迷状态，去甲肾上腺素静脉滴注，血压、心跳尚能维持。既往有高血压史，做过心脏瓣膜置换手术，长期口服华法林抗凝。神经外科在急诊已会诊评估，这次突发颅内出血面积太大，血肿已经挤压致大脑半球中线变形，脑疝形成，生命中枢受累，上不了手术台。我们几乎肯定，患者已经没有存活的希望。家属也已经表达了诉求，患者的孩子在美国上学，正在请假赶回来，还需要 4 天，希望能够撑到那天见一面。

但是，当我见到患者的时候，还是难掩震惊，如同围绕在他身边的家属和朋友一样，心中有 1 万个"不"字。不是因为潜在的工作量，而是因为，我认识他。这个躺在那里、连病理反射都已经消失的患者,是我的高中老师。而在这一切发生的 1 周前,我刚刚返校参加了校庆,那时一切安好。

没有太多迟疑的时间,我投入了工作,以我的第一重身份——床位医生。对于"学生"这样一个二重身份,我也曾犹豫,是否要隐去它来保持工作的独立性,但想想也不必,每天都有不少高中老师和校友前来探望,很快会被认出,不如主动把握好这第二层关系。但我也深知,要谨慎面对这背后可能的隐患和额外的付出。血压、心率、体温、出入水量、电解质、渗透压、营养、痰堵、感染、黄疸、凝血异常……一个中枢调定系统几近宕机的患者,我的每日工作都包含了大量的信息收集、整合和处理,仿佛每一日都是最后一日。

查房的时候,教授也渐渐开始改口,不再是"2 床患者",而是"何老师今天怎么样?"何老师远远撑过了 4 天,但是 2 周后仍没有恢复一点点自主呼吸,氧合、血压也开始不稳,身体严重消耗,家属选择放弃进一步的有创治疗,最后,放弃所有血管活性药物。第 17 天,我和组里的同事一起,送走了我的老师。

这 17 天,是一种历练,也是一种煎熬,只因当你不只是他的床位医生。

这期间,我拒绝了诸多校友每日对病情的咨询,向他们说明了我作为医生的立场和工作要求,也取得了他们的理解和支持,以至于在放创谈话签字前,能够有勇气先与关心病情、几乎每日来探望患者的老师们和校友们打开这个话匣子:"有些事情我们必须和家属谈,也只能和家属谈,希望大家能够给予他们足够的空间,也请尊重他们的决定。"这期间,我也每日被自己对自己的质问围绕:我真的尽到全力了吗?我的谈话语气合适吗?我是不是过度关注了?这会不会带来反向的效果?说到底,还是来源于"医生"和"学生"的双重身份带来的心理矛盾:我是不是真的适合做这个患者的床位医生。

推而广之,这其实是一个更宽泛的话题——医生可以给自己的家人或朋友看病吗?

学医以来,相信这一幕在大家身上也在不断上演,"×××,做医生了啊,我以后看病可都找你了啊!"你的回应会是"好呀好呀"还是"呵呵……"?

这个问题可大可小,可重可轻,取决于这里的"看病"是读个化验单、操刀手术,还是危重抢救,更取决于双方对于职业界限和私人关系的认知和界定。

美国医学会的伦理指导中明确写道,医生通常情况下不应该给直系家属看病;其他学会的声明也指出,双方既存的社会关系及情感牵连将使医患关系变得复杂。丁香园的讨论板块不乏"给熟人看病,禁忌须知"这样的帖子,《新英格兰医学杂志》上还曾发表过文章讨论其中所涉及的伦理问题。

但实际的利弊通常是无法量化的。

在这个病例中,我们没有刻意促成这种医患关系的建立,我只是接受了组里的安排,患者方面也不知道我正好在这个科室。既往的师生关系可能会带来额外的信任,给予沟通上一定的便利,虽然生命无法挽回,但是结局和过程都没有太多争议,相信这一切正是基于我对于第一重身份的坚持。该遵守的原则一定要遵守,汇报、讨论、谈话、签字、外购药流程及病程记录,一样都不能少;也不可以因为私人关系而有任何懈怠。因为,职业精神才是我们能给到患者和家属最好的尊重和帮助,无论我们是否认识,是朋友或是家人。

(钱易婍)

医疗公平公正原则的践行者

医学伦理学的四原则,分别是自主原则、不伤害原则、有利原则及公正原则。当我们在讨论医生是否可以给自己的亲友、师长看病时,就涉及其中的公正原则。

医疗上的公正原则,是在基本医疗资源的使用和分配上,每一个社会成员都应该平等地享受和使用,并且对卫生资源的使用和分配也具有参与决定的权利。医疗过程中的公正,是指在医学服务中公平、正直地对待每一位患者,要求医务人员尽力实现患者基本医疗和护理的平等;态度上公平对待每位患者,不应分性别、年龄、肤色、种族、身体状况、经济状况或地位高低,特别是老年患者、精神病患者、残疾患者、年幼患者等;若出现医患纠纷以及医护差错事故中也应该坚持实事求是。"健康是基本人权"。因此,每个公民都有享受基本医疗卫生服务的权利。

从宏观的卫生资源分配来看,我国政府正在不断地完善医疗保障体制,增加对社会下层民众的医疗保障投入,这是对公正原则的不断追求。从微观的医疗卫生资源分配来说,医务人员也应当在日常医疗活动中始终保持公正性。当医生因为患者是亲友时,常常不自觉地、不同程度地区分了患者的社会角色,予以更复杂的医患关系,给予特殊的诊疗照顾等,这些都会给其他患者带来医疗的不公正性。同时,医生过度的关注与帮助,也可能对亲友患者本身造成不公正性。例如,超适应证使用药物、知情同意不充分甚至缺失、不遵守规范诊治流程、缺乏医患之间共同决策等,均可能带来适得其反的治疗效果与结局。这也是西方国家医学伦理始终不建议医生给自己亲友看病的原因之一，值得我们进行思考与改进。

因此，公正原则是我们医疗活动中需要坚守的重要原则，对于个人是医德品质的重要体现，对于社会是构建和谐医患关系的重要保证。

（戴晓敏）

医 学 人 文 点 评

医生是否可以给自己的亲友看病？

正如电影《阿甘正传》中的一句台词："人生就像一盒巧克力，我们永远不知道下一块是什么"。同样地，我们也永远不知道下一个患者会是谁，可能是我们的亲人或朋友，也可能是师长或同事。

医生能不能给自己的亲友看病？法律并没有相关禁止。

那么，医生该不该给自己的亲友看病？美国医学会不建议医生给直系亲属看病。目前，我国伦理和法律也没有相关的规定。中国自古以来认为"医者不自医"，尤其是在重大疾病诊治、重要手术治疗时应适当地回避。

确实，给自己的亲友看病时，双方既存的社会关系及情感牵连常常使医患关系变得复杂，并且潜藏着很多的隐患。于法，可能违反医疗相关规章制度。例如，违反医保政策开出更多种类、更长时间的药物，违反病假制度开具假病假、超长病假等。于理，可能存在跨专业、不专业等情况。例如，亲友咨询医学问题非本人的专业范畴，因为好面子、想逞能而提供自己有限的医学判读与治疗意见,则可能传递不专业、不准确、不正确的医疗资讯,好心相帮却适得其反。于情,可能掺杂了更多的情感与情绪而失去理性与客观。例如,当医生给自己亲友用药时,可能超适应证用药,或是不敢足量用药,均会造成对疗效的影响。

但是,医生是社会人,我们也是子女、父母、亲属、朋友,不可避免地要面对"给自己亲友看病"这样的情境。因此,问题不在于医生是否可以给家属看病,而是在于医生无论给陌生人,还是给家属看病,都应该坚持最基本的伦理精神——治病救人,一视同仁。正如孙思邈强调的,医者首先要具有仁爱的"大慈恻隐之心""好生之德",对患者要"普同一等""一心赴救"。

在不损害其他患者健康利益与就医资源的前提下,我们是否可以利用好"医生"与"亲友"这样的双重身份,更实际合理地、更"有人情味"地为这些特殊患者们提供我们的医疗服务和医学咨询呢?回答是肯定的。我们可以查阅文献,把最新的治疗方法告诉患者,向他们提供更多、更新的治疗选择;我们可以进行医学科普,将疾病预防、疾病宣传做得更细致、更到位;我们可以加强治疗宣教,指导他们自我监测、定期随访、坚持用药,帮助他们配合医生提高依从性……利用好我们的特殊身份,真正给予这些特殊患者更多的关怀与支持。

有原则、有底线地去帮助亲友看病就医,才是正确的态度、可持续的方法。给自己的亲友看病,需要我们平衡好医生和家属的双重角色,平衡理性与感性的天平。当我们感到无法承受这份责任与关爱的双重压力时,也请学会向别人寻求帮助。例如,向疾病相关专业的专家请教,向共同的亲友进行沟通与商量,向同事进行倾诉与释放,等等。

(戴晓敏)

十七、我的甲减室友

在内分泌科轮转的某一天，我的大学室友打来电话，说她刚刚看过门诊，发现自己患了甲状腺功能减退（简称"甲减"）。我定睛一看，爆表的促激素、抗体、过低的甲状腺素，B超检查提示桥本甲状腺炎，再加上近期腹胀、乏力、脖子大等表现，诊断甲减再明确不过。治疗方案：优甲乐每天1片，定期复查。我们火速咨询了几位内分泌科老师，得到的诊断和治疗都与此一致。就这样，室友发现自己今后不得不过上每天吃药的生活，同时又从百度上看到，这些抗体将来可能会遗传给孩子，不由得心情低落。按说我们见过太多的复杂痛苦百倍的患者，像这样"每天优甲乐，正常人一样"的毛病，再说什么可能就要划入矫情的范畴了。可别说是她本人，就连我这个大学同窗八年的老室友都感到难以接受，明明我们还年轻着呢。一时之间，我想是不是最近太忙，累坏了，因为10月份我们在一起吃烤肉聊天的时候，说起每天十几个小时手术，收患者的早出晚归，这熊孩子还精神得很。又想，是不是要用点激素，不然这炎症岂不要把剩余的甲状腺功能也破坏掉，可谓不淡定得很……而室友的妈妈则一夜之间就联系了身边亲戚朋友里面的好几个甲减病例，其中还有桥本甲状腺炎变成甲状腺癌的，打听清楚后还安慰室友即使是得甲状腺癌也没事，手术切除就行了。妈妈虽然没有专业知识，可已不知有多少次，在用自己的方式保护和支持着我们。

第2天，室友居然肚子痛得挂了急诊，我赶忙抓住我们组老师问了半天，老师逐一解答，并表示这个病程应该很长了，不是最近累出来的。室友开玩笑地质问我们几个，这8年怎么都没有帮她把疾病诊断出来。这是一个记忆力差到记不得各种人各种事、睡不醒、掉头发的甲减患者，又是一个活力四射、爱玩的段子手小瘦子，考上复旦、拿到博士学位的学霸。有时候会遇到一些恶性肿瘤的患者，我们很着急，怪患者为什么不早点来看，耽误成这样。但是我们几个学医的，这8年也没把身边潜伏的这个甲减患者抓出来……快1个月过去了，室友每天吃药，还是又困又累又冷，说好的"每天优甲乐，正常人一样"呢……这样简单利索的毛病，也有这些变化、疑惑，如果不是自己本身有医学背景的话，应该更难以搞清楚吧。希望有一天，我们可以有条件让每个患者把自己疾病的方方面面都能搞得清清楚楚、明明白白，相信那个时候，医疗会变得更好。

（周　继）

临 床 伦 理 分 析

当医生变成患者

帕梅拉·蒙斯特(Pamela Munster)是美国乳腺癌研究领军人

物、加州大学旧金山分校临床医学教授。她毕生研究乳腺癌，同时也不幸罹患了乳腺癌，在历经医生与患者的双重身份之后写下了《当医生变成患者》这本书。她曾为数千名女性患者提供过诊断、治疗及康复建议，但是当她被宣判成为患者时，却发现尽管自己已是疾病专家，但依然感到无助与艰难。当她自己也是 BRCA 基因突变患者时，她以其独特的双重视角，敏锐地捕捉到 BRCA 基因突变对患者多方面的改变、对生活多方面的影响，了解了遗传所带来风险的深刻含义。更为重要的是，她亲身感受到了患者被宣判疾病以及诊治过程中的种种痛苦，以及因为身陷各种不确定性所带来的恐惧困境，并且深刻地敬佩许多患者"表现平静"背后的英雄主义。

　　医生不可避免地也会成为患者，尽管不幸，却也为他们打开了另一扇窗，让他们看到了疾病及其诊疗所带给患者的种种不安与焦灼。例如，医生认为甲减只需要吃药就可以解决了，"每天优甲乐，正常人一样"，但是患者却会为每天甚至终身需要服药而感到低落与痛苦；又如，医生认为"甲状腺若癌变了，切除就行了"，但是患者会每日惴惴不安，"我是不是该随访了？可别错过时间呀！""随访晚了 2 个月，该不会就癌变了吧？""医生说的'可开可不开'，那我是该开刀，还是不开刀呢？"……医生没有患者的真实体验与感受，容易"自以为是""理所当然"地想象着疾病所带来的影响，而无法理解患者"无法接受"的内心挣扎，"不能自已"的情绪失控，"无处可逃"的长期压抑。

　　《希波克拉底誓言》最新修订版中这样写道："我将重视自己的健康、生活和能力，以提供最高水准的医疗。"医生有责任在繁重的工作之余，尽可能地照顾好自己，保持身心健康。同时，医生更需要时刻保有同情心、同理心与换位思考的能力，去悉心感受患者的情感波动，去理解他们的行为与改变，尽可能提供医疗的帮助以及心理的宽慰。

（戴晓敏）

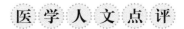

天下无"病"

　　看了这个故事，身为医生的我们一定会有感触的。是的，医生也是普通人，也会患上各种各样的疾病。医生和患者的双重角色有时候会使得一个普通的诊疗过程变得复杂起来。一方面，医生所拥有的医学知识使得他对于自己的疾病有更全面的认识和更深层的思考，包括诊断和治疗的方法、治疗的效果预期、相关的不良反应、整体的预后等。另一方面，和普通患者一样，医生也会产生由于疾病诱发的焦虑、紧张、恐惧等情绪。此时，医生的医学知识到底是发挥了有益的效应，还是进一步促发不良的心理反应呢？这个问题取决于多方面的因素：包括医生自身的医学专业，对所患疾病的了解程度，疾病的严重程度以及心理素质等。然而，医生在面对自身的疾病时应该比普通的患者有更强大的内心。医生每天诊治这么多的患者，看惯了生老病死，对健康和生命的理解是否更透彻呢？我们常常对患者说："别害怕，坚强些，会好的……"那么，当我们自己生病时，更应该给自己坚定的暗示，勇敢地面对疾病，按规范诊治，以期恢复最佳的健康状态。再想想我们的患者！其实，患者是医生终生的老师。通过对患者的诊治，医生不断累积临床经验，提高自身的专业水平。而每每看到那些勇敢地和病魔搏斗，生命力顽强的患者们，医生又得到了精神上的鼓舞。所以，作为被患者信任和倚靠的医生们如果生了病，一定要勇敢、坚强！

　　这个故事的主角得了甲状腺功能减退症，需要长期甲状腺激素替代治疗，也就是终身离不开这个药物了。这里又引申出一个问题：疾病为什么不能被治愈？虽然时代已经进入 21 世纪，医学有了日新月异的发展，但大多数的疾病依旧无法治愈。有时候，我们会开着玩笑去安慰一些患者：你看，你的病有药可治，不是已经很幸运了吗？医学对于疾病奥秘的探索是永无止境的，一代又一代的医学人都在为之付出不懈的努力。年轻的医生们，你们就是解锁疾病奥秘的生力军。

（凌　雁）

　　当医生面对患者的病痛，常常会给予安慰，当我们获悉朋友遭遇病痛，也总会想办法安慰，前者更多地从专家角度去让患者感受到权威的支持，后者则是对朋友的感受给予理解并对需求给予支持。然而医生在面对同是医生的朋友成为患者的时候，又该怎样给予安慰呢。从文中我们看到作者在面对猝不及防的消息时的茫然失措，对同伴情绪低落时的感同身受，对病因病程的迷惑不解，对早诊早治的向往以及对现实疗效的失望。作者尽力地去帮助了这位朋友，各处咨询了多位老师，但仍然陷入深深的无力感。是什么原因使得我们作为本该"总是去安慰"的医者，有时在面对亲友的病痛时不知该如何去安慰。对于短暂的、能够痊愈的疾病，患者心中的阴霾很容易就在探望者的笑笑闹闹中烟消云散。然而，对于会给生活质量造成终身影响，或者会造成残疾的疾病就不会那么轻松了。

　　人类的认知习惯是在征服大自然的过程中逐渐形成的，先通过对比各种事物，把事物之间的差异和相似之处进行总结，给相似的一类事物贴上同一种标签。例如，将部分埋在土地里不会动的、但会慢慢生长的事物叫作"植物",将会自由行动、会长大、会繁殖的事物叫作"动物",食肉的动物对于人类是"危险的",食草的动物对人类的威胁不大,是"安全的"。医学的研究也未超越这种分类认知的方法,把表现为某些症状体征的现象称为"病",把身体里的细胞不受控制地生长、形成肿块的现象称为"癌症",然后"癌症"又进一步被贴上各种标签,"可怕的""可怜的""痛苦的""致命的"。一旦患者被贴上这样的标签,常常被恐惧感全面包围,一溃千里。

在高铁上我曾遇到过一个患骨血管瘤的女士,在她的股骨上生长着巨大的血管瘤,她还是两个孩子的母亲,一个上小学一年级,一个尚在读幼儿园。栓塞治疗会带来严重并发症,并发症带来的严重后果可能会妨碍她继续履行作为一个母亲的职责。除此之外没有什么特别好的治疗方法,血管瘤继续发展的最大可能就是截肢,然而她却没有任何忧郁和哀怨,她的那份乐观豁达给了我很深的触动和启发,"为什么要把它当作病呢?"是啊,为什么要把它当作"病"呢。这就是无数种可能的生命形式中的一种啊,只不过是将来可能要换一种行走的方式。面对需要常年服药的疾病,是不是可以换个角度考虑,我就是需要这种"食物"的物种啊,就像熊猫要吃竹子一样自然。

人们的心理认知有积极的一面和消极的一面,当积极的一面被放大时,产生的效果可能连自己本人都难以置信。高铁上的那位母亲用积极的心态来面对这一困境时,想到的是我还有好多的时间来陪伴家人和孩子,不能长时间在陆地运动,我还可以坚持游泳,每天坚持写感恩日记,让我生命中的爱与收获都能被表达,给孩子未来生命中的各个重要时刻都写好时间胶囊,不再担心那些重要时刻可能因自己的缺席给孩子造成终身遗憾。在过去的50年里,心理学者和精神病学学者忙于研究人类本性中混乱和悲惨的方面,临床医生和研究者们使用着很多陈旧的、含混不清的疾病标签,人们一旦被钉上标签,就会被以有色眼镜看待。卡尔·门宁格呼吁发展一个简单的诊断系统,这一系统只描述生活过程而不是状态或情况,并提醒我们注意"生命本能的卓越表现"的力量。所以,从这样一套认知角度去看待我们不同的生命个体所经历的种种,世间真的本没有"病",只有一群怀着希望、信仰和爱的人们,用不同的形式表现着他们对生命的尊重和热爱。

(刘盛东)

十八、生死竞速 12 小时

临床过程当中，我们会遇到许许多多印象深刻的人或事。今天我与大家分享的故事，是我在消化科轮转期间遇到的一个不明原因消化道出血的病例。从这个故事当中，希望能带大家一同感受真实的医患关系、青年医生的成长以及医学的人文关怀。

初遇患者

故事中的患者老金，是一位 54 岁的中年男性。身材魁梧，长得非常壮实。之前一直很健康，打小就没输过液。但在 2020 年 10 月 13 日晚餐后，他却开始出现腹胀症状，当时没有觉察到有其他不舒服的地方，依旧按照往常的习惯在小区里散步。晚上 10 时左右上床休息，却因为腹胀辗转反侧，始终难以安睡。1 小时后突然开始全身冒冷汗，一阵阵的濒死感涌上心头，当场晕了过去。持续约 1 分钟，老金苏醒了。家里人迅速叫了救护车。在运送患者途中，他又再次晕厥 1 次，急救后逐渐恢复了意识。

送到当地急诊时，已是凌晨 1 点多。诊治过程中，他开始大口大口地呕吐暗紫色血块,前前后后有 300 ml,解了数次柏油样大便,期间晕过去 2 次,急诊予以补液扩容、止血抑酸,病情才稍稍稳定。次日中午,便转到了中山医院急诊,经过 6 天治疗,血压平稳,心率稍快,但仍有黑便、上腹痛,于是转到了消化科病房。我看到他时,他正跟家人有说有笑,看来经过这几天的治疗,病情是控制住了。

生死 12 小时

1. 申时(15:00～17:00):病重还是病危

我接诊老金的时候已是 16 点,他的床位医生不在,我作为互助组医生代为收治新患者。对于一个不明原因的消化道出血,我知道首先要判断出血的严重程度,其次是评估是否还存在活动性出血。老金的血红蛋白已从最初的 137 g/L 下降到目前的 53 g/L,相当于短短 1 周内丢失了人体将近 2/3 的血,尽管血细胞比容仍在进行性升高,但还没有循环衰竭的证据。我正想跟家属沟通病情轻重之时,老金突然说肚子痛,痛得厉害,当即解了约 100 ml 的大便。我有些警觉,立即去看了大便的颜色,黑便中间部分有些许红色血丝。听诊肠鸣音活跃且高亢,这些均提示患者仍有活动性出血。于是,尽管当时患者自我感觉良好,血压也在正常范围内,但我还是向患者及家属告知了"病情危重"。

2. 酉时(17:00～19:00):病因排查

对于一个急性消化道出血的患者,贫血严重并且仍有活动性出血时,明确具体的出血部位就成了生死攸关的问题。但这个患者有些棘手,一是家属在急诊拒绝胃肠镜检查而错过了 48 小时内的"黄金诊疗"时间,二是目前贸然外出检查风险很大。征得患者及家属同意,当晚 19 时我们给患者安排了急诊胃镜检查,仅看见轻度的慢性胃炎。19 时 40 分左右,患者刚返回病房,又再次呕血,全身冷汗、四肢抽搐、大小便失禁,血压掉到了 80/60 mmHg,直接出现了休克症状,监护仪器的报警声此起彼伏。我第一次见到,活生生的患者在面前边抽搐、边吐血的惨烈场面,真有些懵,几秒钟后缓过神来,毅然开始投入抢救。

3. 戌时(19:00～21:00):先救命,后治病

对于一个消化道急性出血的患者,想办法保命就是第一位的。抢救的过程紧张而有序,各类止血药、升压药在转科时早已用上,接下来就是大量快速地补液扩容。紧急联系了麻醉科进行颈静脉置管,快速开通了保驾护航的中心静脉通路,随着一袋袋液体的陆续补充,生命体征在逐渐恢复,四肢也开始温暖起来。我们也向血库紧急申请用血。

4. 亥时(21:00～23:00):介入还是手术?

老金的状况趋于平稳,但只是暂时的,在出血点没有找到前,定时炸弹依旧随时可能引爆。眼前只有两个选择:一是介入科找到出血位置进行封堵,二是普外科直接开腹探查找到出血位置直接止血。综合考虑患者出血量大、腹腔情况复杂未知,外科手术风险极大,介入科血管造影(DSA)是更优的选择。尽管家属同意了,但是我看得出老金眼中的恐惧与无助,对于一个刚刚从鬼门关拉回来的人,再次外出检查又是一次前途未知的考验。为了减轻他的害怕,也节约路上的时间,我提前预走了一遍去介入科的路,畅通了所有门禁。运往途中,我拉着老金的手,轻轻地问:"你怕吗?"他虚弱地说:"怕,我不想死,女儿上个月刚刚结婚,我还有好多事情想做。"是啊,他才54岁,之前身体一直挺好,这次突如其来的疾病和抢救让他们全家都陷入了恐慌。其实我也很怕,因为这也是我第一次独自面对这样微弱的生命。此时的他该有多么无助,濒死感和阵阵凉意不断袭来。我安慰他:"别害怕,我们都在呢,会尽全力的,你也要坚强。"

5. 子时(23:00～1:00):方向明朗

等车推到时,介入病房的老师早已准备就绪,虽然已近午夜,

但在他们脸上看不到任何困倦，有的只是敬业。患者浑身散发着尿便味道，但在操作过程中，大家都在集中精神操作，生怕漏过任何一丝迹象。虽然只有短短十几分钟，但随着血管一根根的显影，时光仿佛是静止的。腹腔动脉未见明显异常血管染色，大家的心稍稍安了些，不是最大的这根；肠系膜下动脉造影未见异常，困惑开始袭来，可以观察的范围越来越小，会不会无功而返？终于，在出血肠系膜上动脉造影示空肠可见团块状血管，抓到疑凶了！普外科也迅速赶到，住院总、二线医生很快根据介入影像，锁定了最可疑的出血部位，立即手术！从接诊到送去手术室，已过去了 7 个多小时。我踏着满天星光，背着双肩包，默默地离场。既然方向已然明朗，剩下的就是相信我们顶级的普外科天团，相信他们一定能够"拆弹"成功。

6. 丑时（1:00～3:00）和寅时（3:00～5:00）：化险为夷

当夜的手术情形，我是通过次日查看手术记录略窥大概。

"开腹后，小肠及结肠肠腔内可见广泛积血，距离屈氏韧带约 10 cm 处小肠对系膜缘可见 5 cm 占位，呈游离，与周围无关联。其余位置探查无殊，遂行小肠部分切除术……"

这台手术进行了 4 个多小时，普外科的勇士们果真"拆弹"成功，却也一夜无眠。待一切都安顿好时，天空已经泛起了鱼肚白。这个患者的诊治经过真是跌宕起伏，从急诊、消化科、介入科，再到普外科，从呕血、休克、复苏，再到查明真相，这生死竞速的 12 小时，是数十位医护人员的接力与合作诊治。

尾声

术后病理学检查提示胃肠间质瘤，这是消化系统疾病中的"隐形杀手"。出院 2 周后，我打电话随访。接电话的是老金本人，稍微寒暄了几句，他说已经能在小区散步了。他对中山医院的感激之情，也溢于言表。这种赞美，也许就是我们一直不断努力前行的初心吧!

从他的病例,我学到了医者的担当。作为接诊医生,不管你是床位医生还是当值医生,治病救人都是我们的天职。从接诊、外出胃镜、DSA 检查直至外科手术,我践行了医院入职培训时老师们教诲的"首诊医生负责制"。对于无助且缺乏医学知识的家属,除了安慰以外,我们还要循序渐进地及时沟通病情。也许在他们看来,"我爸这么年轻,以前身体好好的,怎么突然一下子就这样了",这种突发急诊重症是医患矛盾的重大隐患。在临床工作中还要注重细节,时常关心患者的饮食、查看大小便的颜色,可能对患者的病情会有不一样的预判。

记得本科在心内科实习时,查房遇到一位 3 支冠状动脉病变的老年患者,是个地道的农民,家里穷得实在放不起支架。尽管病情严重,但他依旧惦记着上菜地拔草干活。我的老师拉着他粗糙的手,暖心地说:"以后记得下地的时候,带条小板凳,累了就坐下"。书上会说无数预防心源性猝死的方法,但带"小板凳"这种细节和人文关怀却永远从教科书里学不到,令人动容。医生不仅要去除病痛,更要给人以鼓励,我们给患者带去的爱与希望,足以重新燃起熊熊之火,点亮生命之灯!

(张　阳)

临 床 伦 理 分 析

我愿为你,披荆斩棘

这是一个生死攸关、惊心动魄的急救故事,在跌宕起伏、百转千回的 12 小时之后，结局让所有人感到欣慰与温暖。试想一下，如果首诊医生没有积极联系介入科行血管造影检查，如果普外科医生犹豫不决没有及时行探查手术，那么患者是否会继续出血而致死亡呢？

医学是一门不确定的科学。尽管我们常常可以给出疾病的"发病率""病死率"，手术的"成功率""复发率"等数据范围，但是对于每一位患者来说，成功或失败的风险就只有"0%"或"100%"。正因为各种内在与外在因素、客观与主观原因，导致了疾病的复杂性，也带来了医学诊疗的风险性。疾病发生时，尤其是重症危症，患者发生重要脏器衰竭甚至直接面临死亡的"风险"骤升。当医生在职业使命与道德精神的驱动下迎"险"而上时，他们依靠的不仅仅是自身技术水平，更重要的是他人予以的信任与支持。

他们需要来自患者及其家庭的信任。如果患者及其家属表示出怀疑、质问、辱骂甚至诉讼，那么最终的共同决策很有可能倾向于保守；反之，如果能有更多的信任、理解与支持，那么医生会多一分冒险的勇气，有时就能为患者赢得一线生机。医患双方是相互影响、相互成就的，在道德准则及医疗规范之上，患者越多"信任"，可能赢得医生更多"冒险"，医生越多"投入"，又会换得患者更多"信任"，最终获得共赢的满意结局。

他们还需要来自医务人员之间的支持。围绕着这个病例，不仅是消化科、介入科、普外科、麻醉科及内镜室的医护参与其中，还有检验科、配置中心及接送组等医技后勤的支持合作。可见，医务相关人员的协作是多么重要！大家分工不同、职责不同，但在工作性质与人格尊严上是平等的，任何一个人的力量与贡献都不可或缺、决定成败。多科室、多岗位的支持与协同，高质量、高效率的衔接与合作，对于医疗质量与安全性至关重要，也是医院整体运作与管理优劣的体现，尤其在疑难或危重症病例的处置中更为突出。

在医疗活动中,医-医、医-患都是紧密联系的共同体,唯有彼此信任无间,才能共同赢得最好的结局。

（戴晓敏）

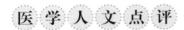

医 学 人 文 点 评

"小"医生成长记

每个优秀的医生都是从年轻的"小"医生成长起来的。没有哪个医生一进入临床就是一个有经验、能准确把握疾病的医生。每一个年轻医生都曾经被人质疑,质疑我们的年轻,质疑我们的能力。这时候,年轻的我们应该如何应对呢?是排斥、抵触?还是坦然面对?作为一名刚刚进入临床的年轻医生,如何摆正自己的位置,如何应对患者的质疑,这是我们每一个年轻医生首先要学习的。

医学是一门实践的学科,需要我们不断实践,不断总结经验,理论结合实践才能成为一名真正的医生。我们不得不承认,高学历的我们刚进入临床时,确实没有经验。这时候,我们应该虚心、诚恳,实践中遇到的点点滴滴疑问,都应该刨根究底,向周围的人请教。不仅仅向我们的上级请教,护士、学弟、学妹,甚至患者都可能成为我们的老师。尤其是患者,所谓久病成医,患者自身的感受和经历往往是书本上所没有的,他们的经验可能会给我们很多启示。

所有"第一次"的经历都是难忘的,医学也是。做医学生的时候,我们跟着老师诊治患者,一切都由老师担负责任,这时候并没有很直观的感受。当我们自己独立行医时，瞬间就会感觉责任重大。你的一句话、一个神情、一个不经意的动作，患者都会记在心里；你的一个判断、一个决定、一个医嘱，都关乎患者的生命。所以，第一次独立收患者，第一次值班，第一次处理危重患者，第一次在患者身上做操作，第一次抢救患者……每一个第一次都是难忘的，但每一个第一次都会让你成长。所以，做"小"医生时，要争取第一次，要珍惜每一个第一次，虽然第一次都会有些笨拙，但它会让你慢慢成长。

初进临床的"小"医生内心都会紧张焦虑，尤其遇到一些状况时，更会有些不知所措。就像故事中的张医生，虽然内心有些慌乱，但穿上白大褂，担负了"医生"的责任，就要沉着、冷静，这样才能取得患者的信任。

"患者是医生最好的老师"，这句话来自西方"医学之父"希波克拉底。正是因为患者给了我们不断实践的机会，我们才能在医学的道路上越走越远。然而，在当下如此紧张的医患关系中，做，可能错，引起医患矛盾；不做，没有进步。我们如何处理这样的矛盾？这时候，我们的态度很重要，要让患者觉得，我们是认真、负责的。遇到问题，要和患者耐心地解释，和患者一起想办法解决问题，我想，大部分患者还是能理解我们的。要让患者觉得，医生和患者是盟友，我们共同的敌人是疾病。

当我们取得成绩的时候，我们时常会感谢领导、感谢师长，但我觉得，作为医生，我们首先需要感谢的是我们的患者，我们的每一步成长，都是患者给了我们实践的机会。珍惜"小"医生时候的各种机会，"不卑不亢"，既不要因为受到质疑而觉得自卑，也不要因为自己学历高而自负，保持一颗平和的心，不断问，不断学，让自己不断成长。

（方　颖）

十九、看见微光

那天看到群里报名"内科故事会"，我的脑海中立马浮现出前天值班夜里患者轻轻为陪护老伴盖被子的场景，那一幕既温暖又心酸。类似这样触动人心的场景片段，在忙碌的轮转工作中时有发生却又微不足道。正是这些平凡小事串联成了医生与患者之间的故事与联系，启发着你我。

好像让我记忆犹新的，都是每天正在发生的很多小故事。刚上临床时，有位患者因为穿刺操作前紧张，提出要跟我击掌，说那样会增加自己的勇气；在医院旁边的小饭馆，半年前接诊过的患者兴奋地把我认了出来；有位患者出院后，仍定期向我表达感谢；那个忙碌的值班日，搭班的护士真是给力；遇到一个新病例，自己暗暗地翻开小本本补充知识……这些小故事成为点缀我们日常生活的点点星光，时不时让我们内心翻涌出阵阵温暖的热浪。

我想分享 3 个最触动人心的小故事。

第一个，是一位肝癌患者的故事。

主人公正是开头提到的那位老爷爷,肝癌、门脉癌栓,本次住院是因大量腹水。在经历了腹腔穿刺引流、经导管动脉栓塞治疗(TACE)+碘-125(^{125}I)粒子植入术、补充白蛋白、利尿等一系列治疗后,他的腹水仍在进行性增加。这位患者发现肿瘤时已是晚期,本人并不知情,刚入院时双目炯炯有神,讲话放松又有力度,显然是对病情抱有非常乐观的态度。但病情来势汹汹,住院2周腹水不减反增,整体状态也越来越不好。我到床边询问病情时,捕捉到了他落寞的神情。显然,即使家属和我们尽量避免告诉他真实病情,但聪明的他似乎已猜到了大概。

相当多患者在面对这种突如其来的噩耗时,会有或多或少的情绪应激。但这位患者始终平静、克制,表现出良好的教养和自持。我能明显感受到,在他的家属为他营造美好的"假象"时,他也"伪装"着想让家属安心,相互不忍对方难过,这是多么深厚的爱意。

患者已无法根治,只能予以姑息治疗。告知病情时,患者的老伴眼眶里都是泪,即使这样她还反过来安慰我:"王医生,我们都知道的,你们跟我们是一样的心情。"而我只能转过身,不想让他们看到我快要决堤的泪水。

后来我才知道,患者退休前是高级工程师、院所党委书记。我感慨于他这样的老知识分子,即使自己得重病也始终谦卑有礼、隐忍克制、考虑别人。而我们能做的,实在有限。

第二个是一位出租车司机的故事。

他是体检发现腹水,3个月后腹胀逐渐明显才来医院就诊。和第一个患者的文质彬彬、客客气气完全不同,这位患者更像是一只"刺猬",哪怕只是问诊,他的回复里也都是怼人的语气。你问他"有什么不舒服吗?"他会说"你不会看病历吗?"你问他"之前有什么疾病史吗?"他就说"我没病。"总之,你能感受到他的对立和不信任。

与他交流出现转机,是在完成腹水脱落细胞学检查之后。我们在腹水中发现了恶性细胞，由于没有家属陪护，我们尽量委婉地向他表达出了恶性疾病的可能性比较大。那以后，每次经过他的病房，他总会反复询问："王医生，这个病还有得治吗？""王医生，你们看我还有多少生存时间？"……我只能尽量安慰他："配合医生治疗，效果会更好的""具体结果还要等进一步病理学检查"……

在一次又一次的交流中，我看到了他求生的渴望，他也建立了对我的信任。后来，他还专程给我们送了一份水果，但因为知道他经济情况差，我们心里实在过意不去，就又送了回去。再后面，我的上级医生告诉我，这位患者又来病房住院，问的还是"王医生在吗？"我感到很温暖。

医患之间从对立到信任，从冷漠到温暖，也许不用走太远的路、花太多的时间。有时，只需要给他们送去一点点的微光，他们就能给你不小的感动。

第三个故事，是我遇到的一次冲突。

今年1月份，一次值班过程中，某床患者突然血压下降、心搏骤停，我们立即开始抢救，因患者病情危重，抢救无效死亡。患者家属认为就是因为巡回护士推了呼吸机面罩而导致呼吸、心搏骤停，要求与她对质。护士之所以会推面罩，是因为患者张口呼吸，会导致胃肠道积气；而患者此前病危，已签署放创知情同意书，治疗措施上并无差错。

这件事情跟巡回护士没有关系，但患者家属气势汹汹、咄咄逼人，叫嚣着让我们给个说法。我和护士虽然并没有错，但也不敢多说什么，生怕多说多错让矛盾激化。总值班医生、上级医生、保安、医务处老师都陆续赶来，我感受到了巨大的安全感，患者家属竟然也收敛很多，不再像之前那样对着文文弱弱的我们大吼大叫。接下来，是漫长的沟通。所幸，事情最终也解决了。总会有一些事情，让你看到复杂的人性。做好正确的事情，学会保护自己和他人，求助上级也非常重要。

最后，我想说每一位患者都是我们的老师，他们有时让我们在疾病困扰的环境里，看到微光，感受到希望；有时也让我们看到万物皆有裂痕，而那，或许是微光照进来的地方。

（王晓燕）

临 床 伦 理 分 析

医学中的人道主义精神

医学伦理学中强调，倡导一切为患者服务的人道主义精神，是建立和谐医患关系的关键。

所谓医学人道主义（medical humanism），是人道主义思想在医学领域中的体现，是以救治患者的苦痛与生命、尊重患者的权利和人格为中心的医学道德基本原则之一。其核心含义是人的生命和尊严具有最高价值。因此，其内容包括尊重患者的生命、尊重患者的生命价值、尊重患者的人格和尊严、尊重患者平等的医疗权利，乃至尊重和维护人类整体利益。古代朴素医学人道主义，最早见于原始及封建社会，医生对于患者的朴素医德情感主要建立在同情与怜悯之上，甚至带有宗教迷信色彩。近现代的医学人道主义，现于资本主义兴起与二战时期，基本摆脱了"神"的影响而建立在医学科学基础之上，但仅立足于"自然人"而未重视心理、社会等因素对疾病与个人的影响。二战以来，逐渐形成了当代的医学人道主义，即立足于"社会人"，不仅重视生物、心理、社会等全面因素，尊重关爱对象由单个患者扩大到整个人类社会，而且对生命的认识上升至生命质量与生命价值的统一。医学人道主义的伦理意义，在于它体现着医学的道德价值，规定着医学界的基本道德要求，并代表着人类的共同价值。

但随着科学与技术的高速发展，医疗新技术不断开发应用，以及医疗卫生服务行业不断商业化，医学人道主义受到了前所未有的巨大冲击，并且功利主义逐渐崛起。现代医学所面对的最大的伦理学挑战，均与道义及功利冲突相关。例如，面对不可逆转濒死患者是否还要不惜一切代价进行抢救？对于严重缺陷新生儿是否持续救治？器官移植可以救助脏器终末期患者，但移植器官从何而来？对于终末期患者是否可以施行安乐死以减轻疾病痛苦？又如，人工辅助生殖、基因治疗、代理受孕等问题，都带来了前所未有的伦理挑战。如果一味的秉持人道主义，似乎给家庭和社会带来沉重的、无望的负担。另一方面，一味地要求医务人员无条件的履行人道主义职责与义务，而忽略了他们自身的权利与意愿，在如今的时代中已不现实。

因此，"人道功利主义"一种新的伦理观点逐渐形成，试图弥补人道主义与功利主义各自的弊端，但截然不同的价值取向在具体问题的融合或兼顾时仍面临着挑战。

（戴晓敏）

医 学 人 文 点 评

看见微光，看见希望

《看见微光》提及了3类患者，第一个故事里知书达理的患者和家属照顾医生的感受，第二个故事里刺猬一样的出租车司机感动于医生的温暖和信任，第三个故事里抢救无效，家属就气势汹汹要求赔偿。或许每一个医生的行医生涯中都碰到过类似的人和事。

3个案例的共性是患者和家属都面临着治疗效果欠佳，最终面临患者死亡的结局。人生无常，每个人都要面临生老病死。在疾病面前的选择，有时候很难，要考虑家人，要考虑经济，要考虑自身的承受力。有时候也很简单，最终的结局是悲剧，这个病治不好了。"向死而生"，有些人坦荡，尽人事，听天命；有些人接受，从否认抗拒到寻求帮助；有些人迁怒于人，把医生当作仇敌。美国心理学家伊丽莎白-库伯勒-罗丝在1969年出版的《论死亡与临终》一书中提出"哀伤的5个阶段：否认、愤怒、讨价还价、消沉、接受。"在不同的阶段，患者和家人出于不同背景，可能会做出不同的反应。

医生是一束微光，映照在每个家庭面对生老病死的阶段。

有时候，我们希望医生能逆天改命，把疾病治愈，从此不受疾病之苦。有时候，我们希望医生能延长生命，提高生活质量，至少多一点时间享受天伦之乐。甚至有时候，我们希望医生哪怕能延长生命的1小时甚至1分钟，让患者再多留在人间一点点时间。那时候，医生能做什么？

医学有局限性，有一些疑难杂症，光诊断明确就已经辗转几家医院，费了九牛二虎之力，而确诊之后发现是无药可救。医生也有局限性，医生也是人，并不是神仙，并不能满足所有人的愿望。

患者也是一束微光。知书达理的患者，在即使暂无特效治疗手段的绝症面前，患者和家属并不迁怒医生，而是看到医生努力的帮助和安慰，并心怀感激，充分信任和体谅。这微光也能照亮医者内心的无助和无奈。

在这个阶段,医生或许也能做些努力和帮助。首先,解释病情和预后,减少患者对疾病未知的恐惧。其次,提供现有的医疗手段和个体化的治疗建议,帮助患者做出治疗的选择。最后,做好抢救的准备和解释工作,尊重患者和家属最后阶段的意愿。

也许最终的结局一样是死亡,至少患者和家属能够感受到医生的帮助和安慰。希望患者能从容地安排自己余下的时光,家属能珍惜照顾患者和亲人相处的时间,希望在最后的阶段每个人没有什么遗憾和后悔。想要从容和无悔,需要珍惜,也需要理性。当我们为失去的亲人号啕大哭时,也看到人生的希望在活着的亲人中延续。

2020 年的武汉,在做 CT 的途中,中山医院援鄂队员和患者共赏落日。如同这道微光,这希望,便是作为医者努力和死神奋战,全力面对患者的生老病死的意义所在吧。

（彭　娟）

二十、走过一生：记录青年、中年与老年的 3 个故事

医生，是与生命息息相关的职业。我是一名住院医生，今天，我和大家讲述与生命有关的 3 个故事。巧合的是，这 3 个故事的主人翁，分别来自 3 个不同年龄段——青年、中年与老年。

渴望

第一则故事来自血液科。这是一个 24 岁的男孩子，刚接诊时，他就在床边的椅子上坐着，看上去皮肤很白，体型偏胖，很安静，不像是一个重病患者。但是，更深入了解病情后，我却越发为他担忧。小伙子是以便血起病的，后来因肠梗阻在我院做了右半结肠切除手术，术后病理提示"B 细胞淋巴瘤"，*MYC* 基因重排考虑"伯基特（Burkitt）淋巴瘤"。我的上级老师严肃地告诉我，这种肿瘤长得非常快。于是入院当天就立刻为他安排复查了正电子发射-断层扫描（PET - CT）。果然，仅仅距离上次 PET - CT 1 个月，肿瘤已经明显进展：淋巴瘤累及多处（肺内、腹腔、腹膜后及盆腔）淋巴结及右侧胸膜、膈肌和腹盆腔腹膜，肠道、肝脏、胃壁、脾

脏、胆囊、右肾、膀胱、双侧精囊腺及前列腺受累……肿瘤负荷极大。

Burkitt 淋巴瘤是一种极度凶险的 B 细胞非霍奇金淋巴瘤，起病急、进展快，具有高度侵袭性。它也是目前生长速度最快的肿瘤，病理切片中表示生长情况的 ki－67 指数可以接近 100％。然而，如此凶残的肿瘤也给患者留了一线生的希望——它对化疗药物高度敏感，有治愈的可能。Burkitt 淋巴瘤有一个特征性的形态学表现，即"星空现象"，是由于巨噬细胞残碎和核碎片而产生的，细胞高度增殖的同时也伴随着高度凋亡，产生的凋亡碎片不断地被吞噬，最终形成广泛的"星空现象"。星空是美丽而绚烂的，但是 Burkitt 的星空却如此凄美和悲伤。

病情十分的紧迫，确定了诊断，评估了分期，就要立刻给予化疗。但是，化疗对于这个患者的风险太大了！由于肿瘤累及了肠道，不久前还进行了肠道手术，现在他的肠道极其脆弱，化疗过程中存在肠穿孔的风险，一旦发生后果不堪设想。与此同时，患者的肿瘤负荷极大，由于肿瘤细胞对化疗高度敏感，"溶瘤综合征"的发生风险就会很高，这也意味着会面临继发急性肾衰竭、电解质紊乱等严重并发症。此外，Burkitt 淋巴瘤强调高强度、高密度、短时程的化疗，骨髓抑制的风险也大大升高。面对如此多的治疗风险，可谓九死一生。虽然患者现在的状态还不错，但是我们仿佛已经预测到结局。

这次化疗前的谈话也格外沉重，患者的母亲痛哭不已。她告诉我们，她的儿子还那么年轻，今天正是他 24 岁的生日。老师们说快去给他买个生日蛋糕吧，给他尝一下，但是转念一想不行，明天要启动化疗，为了预防肠穿孔，他现在需要禁食……上级老师谨慎地为他制订了第一疗程的化疗方案，既要保证安全，又要有效地消灭肿瘤。从治疗开始，他就是上级老师重点关注的患者，密切关注着每日的肾功能、电解质、大便隐血及出入量，力求帮助他安稳度过最困难的第一关。

我清楚地记得上级老师说，闯过第一关就有信心走下去。目前，这个患者已经完成了第二阶段的化疗，也挺过了粒细胞缺乏症发热期。我们好希望他能够创造奇迹，战胜病魔，获得新生！

守护

第二则故事，发生在消化内科轮转期间。这个患者是我刚进入病房所负责的第一批患者，却也是我最牵挂的一位，时至今日我还会不时地查一下他的病史，看看他最新的病情。

他是一位 57 岁的中年男性，全身明显黄疸，考虑多种病因导致慢性肝脏功能衰竭。经过 1 个月的保肝、抗感染、抗病毒、激素冲击及全身对症治疗，他的各项肝功能指标仍在进行性恶化，前景一片渺茫……

让我记忆深刻的，是病重时患者与他爱人间的感情。消化科的休息室在病房走廊的尽头，每天上班前换白大衣，我都会经过他所在的病房，经常扭头就能看见他靠门口的病床旁，妻子守在丈夫身旁，有时手牵着手，有时轻轻地温柔地抚摸丈夫的脸。可以想象，他们曾过着非常美满幸福的生活。我见过他们的儿子，一个高大帅气的男孩；我也还曾想，从孩子出生到长大成人，他们的家庭有过多少欢声笑语……但是现在，一家人不得不接受这样一个事实：丈夫的病很重，并且有生命危险。

肝移植是治疗各种原因所致中、晚期肝功能衰竭的最有效方法之一。肝移植，这是可能救命的选择。但是，对一个普通的工薪阶层家庭来说，在经济上还是很吃力的。但亲情无价，在等待肝功能恢复的无望中，他们最终还是选择了肝移植。没过多久，就等来了肝源。我还清楚地记得，那天早上交班前，患者的妻子激动地告诉我他们收到了通知，要办出院，要去换肝。肝移植手术顺利进行，我也一直在关注着患者的变化与去向，看着病史中他从重症监护室出院了，我也松了一口气，为他们一家而高兴。但术后 2 个月，他又再次回到了重症监护室，气管插管、消化道出血……病情不容乐观。想着他已经经历了那么多的磨难，这次也一定能再次挺过去。我愿为他们一家祈福祝愿！

背影

第三则故事，同样来自血液科。这是一位 74 岁的老爷爷，血液系统肿瘤的老患者。第一次见面，是我给他做骨髓穿刺检查，他拄着拐杖来的，看起来很瘦很高。病程 1 年多已做过数不清骨穿的他，熟练地提前做好准备、摆好姿势。骨穿很顺利，他告诉我说这一次做得很快，也不太疼。第 2 次见面，是检查报告出来了。血常规 3 种细胞都下降了，提示肿瘤已经明显地影响到了造血功能；还见到了幼稚浆细胞，这是非常不好的信号。骨髓病理更是见到了大量增生的浆细胞，约占骨髓有核细胞的 80%。上级老师看到报告后，遗憾地告诉我们，这个老爷子要和我们说再见了。我们的内心都很沉重。

老爷子有两个儿子，一个远在新疆，一个是残疾人，爱人也早已去世，每次来住院，老爷爷都只有一个人。因为没有家属，上级老师很无奈，但又不得不向患者坦白："老宋，你的病这次进展了。坦白讲，是治不好的。很残酷，但是我不得不告诉你这个事实，这次回家你要开始准备起来了。"老爷子慢慢地点点头，表示理解了。然后转身，拄着拐杖缓缓走回病房。听到老师对他说的话，看到他孤独、落寞但笔直的背影，我的眼眶是湿润的。当死神即将到来，医生已经可以看到却又无力可施的时候，是多么的残忍和无奈。但是作为医生，不管多么残酷的现实都要告知家属或是患者，有时残酷的真相比善意隐瞒更加伟大而有力量。老爷子本身是有文化的，记得每个药物的名字，当他发现发的药与医生口述不一致时，会仔细找我们进行核对；他非常认真地对待每个治疗用药、每项医生建议；报告没有出来之前，也曾多次向我们咨询结果……他让我感受到旺盛的生命热情与求生渴望。如今面对死亡，他的克制与冷静更是让人心疼与难过。

这3个小故事，是轮转以来给我触动最深的三段经历。虽然作为一名年轻医生，我对生命和医学的认识还很浅薄，还需要不断地历练与成长。但是，医生与患者是相互成就的关系，患者对健康的需求、对人生的留恋，让我看到自己的付出有所回报，让我感到自己的存在有所价值。在病房工作的每一个温暖或感动的瞬间，都是在提醒着自己身上的责任、从医的初心。同时，带教老师对待患者的责任与关爱，也同样深刻地影响着我。感谢每一位带教老师，感谢每一位患者，让我时刻提醒自己不忘初心，努力成长为一名好医生。

（陈　琦）

临 床 伦 理 分 析

围绕"生命"的人际关系

故事分别来自3个不同年龄段患者：渴望重获新生的男孩，守护家庭亲情的中年人，走向生命尽头的老爷爷。这3个定格画面的瞬间，是千千万万患者家庭的写照，是疾病带给患者及其家庭各种不幸的缩影。随着医学伦理学的不断发展和逐渐被重视，越来越多的医护群体能够在诊治服务的同时，去发现与感知患者的情感需求，去体谅与理解他们的艰难困境，去想方设法提供救治、帮助与安慰。

事实上，最早的医学伦理学起源于西方中世纪和我国古代前，又称为"医德学"。西方最具有代表性的是古希腊医学家希波克拉底誓言，它提出了对医生职业及行为的规范与准则，更是对医疗职业精神与道德的倡议与宣誓。中国早在《黄帝内经》中就已阐述了医者当满怀同情与仁爱之心，尊重与珍爱患者生命；唐代孙思邈的《大医精诚》《大医行业》等名篇更是全面系统地阐述了我国医学道德认知高度。1803 年，英国著名医生、哲学家托马斯·帕茨瓦尔首次提出了近现代医学伦理学（medical ethics）概念，将对医生的道德判断建立在伦理学的基础上；此后，不断明确医患双方的权利与义务。至 20 世纪 60—70 年代，医学伦理学进一步发展完善，美国学者提出了"生命伦理学"的概念，利用生物科学改善人民生命质量，探讨生命本质、价值及道德的伦理学分支。生命伦理学，是以"生命"为中心，主要关注围绕"生命"所展开的人际关系（医患关系、医患双方权利与义务）、生（生育控制、人类辅助生殖技术、产前诊断与性别选择等）与死（死亡概念与方式、器官移植等）的问题，以及个人与群体（人体试验等）、与社会（公共卫生保健等）的关系等。

当今医学伦理学的基本任务，随着时代的发展变迁也需要与时俱进。首先是要建立和谐的医患关系，倡导一切为患者服务的人道主义精神。其次，是为医学新技术的合理运用开辟道路，探讨和解决这些伦理问题是非常重要的。再者，是为卫生保健政策提供伦理学的权重和支持。最后，要为健康提供道德指导。

无论这个时代如何改变，医生救治疾病、解除痛苦、维护权益的职责与道德，将始终不变。

（戴晓敏）

附：《希波克拉底誓言》（2017 年 10 月，WMA 大会，第八次修订，洛杉矶，美国）

作为一名医疗工作者，我正式宣誓：

把我的一生奉献给人类；

我将首先考虑患者的健康和幸福；

我将尊重患者的自主权和尊严；

我要保持对人类生命的最大尊重；

我不会考虑患者的年龄、疾病或残疾，信条，民族起源、性别、国籍、政治信仰、种族、性取向、社会地位，或任何其他因素；

我将保守患者的秘密，即使患者已经死亡；

我将用良知和尊严，按照良好的医疗规范来践行我的职业；

我将继承医学职业的荣誉和崇高的传统；

我将给予我的老师、同事和学生应有的尊重和感激之情；

我将分享我的医学知识，造福患者和推动医疗进步；

我将重视自己的健康，生活和能力，以提供最高水准的医疗；

我不会用我的医学知识去违反人权和公民自由，即使受到威胁；

我庄严地、自主地、光荣地做出这些承诺。

医 学 人 文 点 评

定格"老中青"画面——阅历医学的温度

陈琦医生给我们讲了 3 个患者的故事，一个是刚刚患病的年轻 Burkitt 淋巴瘤患者，治疗效果不错，希望能有一个更好的预后；

一个是中年人,肝衰竭接受肝移植治疗后病情波动;一个是老年多发性骨髓瘤患者,病情进展,来日无多。

作为一个医生,每天都接触各种各样的患者,从早些年痴迷学习专业知识、努力跟上医学的发展,慢慢开始关注患者和家属的各种情绪和想法,我逐渐感悟到医学不仅仅是理性的专业知识,更是一个有温度的学科。

我们平常接触的患者,绝大多数是来寻求帮助的。他们生了病,经历着痛苦,希望医生能帮他们解除痛苦。这种时候医生做好本职工作,好好看病,帮他们解除痛苦,就是最温暖的事了。

有些时候,患者需要的不仅是专业的救治,还需要医生的关心和帮助:

有的患者,因为专业知识的匮乏,看病找不到"门路",不知道看什么科,不知道解决什么问题。对待这样的患者,我们除了给出专业意见,可能还要帮助他们认识现状,告诉他们现状遇到的问题是什么,如何去解决,可能的后果是什么。对于我们的年轻淋巴瘤患者,尽管他现在治疗效果不错,但我们要告诉他将来需要面临什么样的问题,如何选择后续的治疗,帮助他为后续的治疗做好准备。

还有的患者,疾病得到了很好的治疗,但是他们仍然受到很多其他的痛苦。这些痛苦包括生理的和心理的。正如陈医生说的第二个患者,正经历着手术、移植后种种困难,但是他选择了一条正确的路,我们要鼓励他,安慰他,帮助他获得更好的治疗效果。有的患者,因为疾病或者疾病治疗产生的后果,而感到焦虑、担忧或者负罪感,如果我们作为医生察觉和体会到,也需要给予安慰,让他们能更安心地接受治疗。

最后,有些患者是无法医治的,就像我们故事中的"背影"老人,我们作为医者,是作为一个旁观者还是一个体验者,对于患者来讲是完全不同的感受。如果是旁观者，我们完成了我们的诊断和处理，就已经完成了本职工作了。相反，作为体验者，我们能感受到患者的需求，病情是告知还是隐瞒、治疗是继续还是放弃，具备专业知识和技能的我们就能给出更合适患者的建议。

有一句话："医学人文似乎是一个高深的学理命题，涉及一大堆的知识，其实不然，它更多的是一份源于体验的发问和追思。"如果，我们能更多地站在患者的角度，和患者一起经历和体验，可能我们给出的会是一份更有温度的诊疗意见。

（季丽莉）

参考文献 | *References*

［1］ Jonsen A R，Siegler M，Winslade W J. Clinical Ethics：a practical approach to ethical decisions in clinical medicine ［M］. Eighth Edition. New York：McGraw-Hill Education，2015.

［2］ 汤其群，孙向晨. 医学人文导论［M］. 上海：复旦大学出版社，2020.

［3］ 王明旭，赵明杰. 医学伦理学［M］. 5 版. 北京：人民卫生出版社，2018

［4］ 何伦，王小玲. 医学人文学概论［M］. 南京：东南大学出版社，2002.

［5］ 李功迎. 医患行为与医患沟通技巧［M］. 北京：人民卫生出版社，2012.

［6］ EFNS guidelines on the clinical management of amyotrophic lateral sclerosis （MALS）—revised report of an EFNS task force ［J］. Eur J Neurol，2012，19（3）：360 - 375.

［7］ 韩启德. 医学的温度［M］. 北京：商务印书馆，2020.

［8］ 阿图·葛文德（Atul Gawande）. 最好的告别［M］. 彭小华，译. 杭州：浙江人民出版社，2015.

［9］ 杜治政，许志伟. 医学伦理学辞典［M］. 郑州：郑州大学出版社，2003.

［10］ 陈勰. 医学伦理学案例与实训教程［M］. 杭州：浙江大学出版社，2019.